10日間で極意をつかむ

選ばれる**かかりつけ薬剤師**になる

患者応対技術と
服薬ケアコミュニケーション

服薬ケア研究所所長 **岡村祐聡** [著]

診断と治療社

はじめに

　ここに服薬ケアコミュニケーションについての新しい書籍をお届けできることを，大変うれしく思います。薬剤師の生涯教育を仕事としている筆者が，長い間教えてきた「服薬ケアコミュニケーション」を新たな観点でまとめ直した本書は，きっと多くの皆さまのお役に立てることと信じております。

　現在，医療者向けのコミュニケーション関連のテキストは，たくさんあります。そしてコミュニケーションの勉強をされている方は大変多いと思うのですが，長年勉強していながら，思うように実力が伸びないとの悩みをよく聞くように思います。その悩みに対する答えを提示したいというのが，本書を編むにあたっての大きな動機の一つでした。具体的なノウハウはとても大事ではありますが，やはりノウハウだけで，良好なコミュニケーションがとれるわけではないのです。そこでこれまでも繰り返し述べてきたことではあるのですが，本書においては全編にわたって，「感情への着目」や「服薬ケアの基本姿勢」を強調して述べてみました。何度も何度も繰り返し述べられているところこそ大事なところなのだとご理解いただければ幸いです。

　さらに，「かかりつけ薬剤師」について述べておきたいということも，本書を執筆する大きな動機の一つでした。服薬ケアでは，20年近く前から目指すべき姿として「かかりつけ薬剤師」を提唱してきました。そしてそのために必要な力とは何か，どのような勉強をすればよいのか，などについて，ずっと探究し続けてきました。私は，「かかりつけ薬剤師」として多くの患者さんから信頼を得るためには，服薬ケアコミュニケーションを中心とする，服薬ケアの患者応対技術を身につけることが，最善の選択と考えます。そこで，これまで蓄積してきた膨大な服薬ケア理論の中から，「選ばれるかかりつけ薬剤師」となるために必要な考え方とノウハウを厳選して編まれたテキストが，本書なのです。ですから，コミュニケーションを謳っていながらも，心構えや基本姿勢から，服薬指導を組み立てる思考方法まで網羅した構成になっています。つまり，本書にて服薬ケアの考え方を学び，服薬指導を組み立てる思考方法を学び，服薬ケアコミュニケーションの極意をつかむことで，誰もが「かかりつけ薬剤師」として患者さんから選ばれる薬剤師としての実力を備えることができるようになるのです。ぜひ本書にて服薬ケアの神髄を手にしていただきたいと思います。

　本書は，10のテーマに分け「10日間で学ぶ」という体裁をとってあります。また随所にイラストを挿入することで，理解の助けにしていただくよう心がけました。そして，本文以外に，語句の説明や考え方の解説，さらに具体例の提示のために，コラムや会話例を多数挿入してあります。まずは本文を一通り通読していただければ，理解すべきことやその概要をつかむことができるはずです。さらに理解を深めるためには，コラムなども参照しながらじっくりと精読し，服薬ケアの極意

を味わっていただければと思います。

　医療というのは，人間関係の中で行われるものです。したがってコミュニケーションを抜きに語ることはできないのは当然のことなのですが，コミュニケーションだけに留まらず，人間と人間がどのように向き合うのかという，根本的なところまで掘り下げてはじめて，良質な医療が成り立つのだと，筆者は信じています。薬剤師のみならず，そんな思いを共有できるすべての医療者，介護関係者の皆さまに，心を込めて本書を贈りたいと思います。

　本書は，服薬ケア研究所のスタッフや，服薬ケア研究会，岡村ゼミなど，服薬ケアを学ぶ多くの仲間たちの協力なしには完成にこぎつけませんでした。そして何より，多忙のためなかなか予定通り事が運ばない筆者を，絶妙なタイミングで導いてくださり，構成，イラストなどの的確なアドバイスと，その完成までのすべての過程において労を取ってくださった，柿澤美帆氏をはじめとする編集部の皆さまに，深く感謝する次第です。

　最後に，プロブレムの中心をしっかりと見極めて，服薬指導の組み立てが自由自在にできるようになるためには，「SOAP 遊び」の訓練が絶対に必要です。その訓練方法や具体的なコツなどについては，本書では詳しく述べられておりません。「SOAP 遊び」については，「SOAP パーフェクト・トレーニング」および「SOAP パーフェクト・トレーニング Part2」の 2 冊がすでに上梓されておりますので，ぜひこちらも合わせて学んでいただければ幸いです。

2018 年 3 月

岡村祐聡

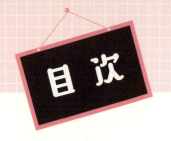

はじめに　ⅱ
著者紹介　ⅹ

1日目　服薬ケアコミュニケーションへようこそ！　1

1日目-1
1　服薬ケアコミュニケーションの特徴 …… 1
　①服薬ケアの理論を背景とする …… 1
　②必要なことだけに絞り込んである …… 1
　③医療においては応用範囲が広い …… 2
　④患者応対技術と服薬ケアコミュニケーション …… 2

1日目-2
2　真の意味で患者さんのために …… 3
　①感情への着目 …… 3
　②確認の大切さ …… 3
3　目的を明確にしよう …… 3
　①何のためにコミュニケーションをとるのか …… 3
　②薬剤師の医療の目的は何か …… 4
　③服薬指導の目的を明確に理解しているか …… 4

1日目-3
4　薬物治療の専門家として結果に責任を持つ …… 5
　①説明して終わりではない …… 5
　②アウトカムに責任を持て …… 5
　③きちんとした技術を学び身につけよ …… 6

1日目-4
5　自分のいないところで影響を与える …… 7
　①日常生活の中での服薬行動 …… 7
　②自分のいないところで行動変容をもたらす関与が必要 …… 7
　③自らの心をコントロールせよ …… 7
　④プロとして求められること …… 7

2日目　コミュニケーションが成立する前提条件　9

2日目-1
1　受けとる側がすべて …… 9
　①患者さんがどう受けとろうとそれはあなたの責任である …… 9
2　相手の心を開くことができるかどうか …… 9
　①心の扉を開く …… 9
　②患者さんの心を動かす …… 10
　③自分の心を動かす …… 10

2日目-2
3　専門用語は使わない …… 10
4　コミュニケーションギャップの存在 …… 10
　①同じ言葉でも人によって受けとる意味は違う …… 10
　②たとえば血圧 …… 11
　③非言語をよく見て確認しよう！ …… 12

2日目-3
5　人はひらがなで話を聞いている …… 12

6 専門家の側が歩み寄る ……………… 13
7 先に相手のニーズを満たす ………… 13

2日目-4
8 確認の大切さ ………………………… 14
　①推測する力はとても大切 …………… 14

②必ず確認しよう！ ………………………… 14
③薬歴に書いてあることでも確認を忘れずに
　…………………………………………… 14
④患者さんのお話は必ず正確とは限らないこ
　とを忘れない ……………………………… 15
⑤薬識はゆらぐもの ………………………… 15

3日目　医療者─患者関係とは　　　19

3日目-1
1 医療における医療者─患者関係 ……… 19
　①パターナリズム ……………………… 19
　②医療目的の変化 ……………………… 19
　③情報強者と情報弱者 ………………… 20
　④お任せ医療 …………………………… 20
　⑤医師と患者さんのはざまで ………… 20

3日目-2
2 本来のあるべき関係とは？ …………… 20
　①医療者─患者関係のあるべき姿 …… 20

②薬剤師─患者関係はどのような姿を目指す
　べきか …………………………………… 20
③患者さんはどのように捉えているのか …21
④「患者さんに寄り添う」とはどういうことか
　…………………………………………… 21

3日目-3
3 かかりつけ薬剤師として ……………… 22
①かかりつけ薬剤師は，もともと目指すべき
　ものとされていたはず ………………… 22
②調剤報酬の意味 ………………………… 22
③かかりつけ薬剤師の理想像を目指そう …24

4日目　良好なコミュニケーションのための心得と基礎知識　　25

4日目-1
1 相手を理解しようと努力しよう ……… 25
　①感情への着目 ………………………… 25
　②相手を理解しようと常に努力せよ … 25
　③薬剤師が自分の気持ちを患者さんにわかっ
　　てもらう必要はない ………………… 25
　④相手の意見に同意できなくても「理解するこ
　　と」はできる ………………………… 26

4日目-2
2 相手を好きになる …………………… 26
　①まずこちらから相手を好きになろう … 26

②相手のよいところを見つける ………… 26
③目で見てわかるところを褒めよう！ …… 27
④自分で選ぶことができないことは褒めない
　…………………………………………… 27
⑤心から褒める …………………………… 27

4日目-3
3 多様性を認める ………………………… 28
①自分の常識と相手の常識は違う ……… 28
②多様性を認められるようになるためには
　～理解しようと努力する～ …………… 28
③理解できれば気持ちは変わる ………… 28
④わがままの言い訳にするな …………… 28

4日目-4

4 ブロッキング ……………………… 29
　①ブロッキングとは何か ………… 29
　②ブロッキングを起こさないために ………… 29
　③誰かに指摘されないとわからないこともある
　　……………………………………… 30
　④気付いたらはずす。すぐに確認する ……… 30

4日目-5

5 ブロッキングの類型 ……………… 31
　①リハーサル型のブロッキング ……… 31
　②見た目や先入観で相手を「こんな人だ」と決
　　めつけてしまう ………………… 31

③自分の興味や関心で話題を引っ張っていく
　……………………………………… 31
④過去にあった自分の体験に引き写してしまう
　……………………………………… 32

4日目-6

6 非言語の訴えを強く意識せよ！ ……… 32
　①言語と非言語によるコミュニケーション
　　……………………………………… 32
　②非言語コミュニケーションの重要性 ……… 32
　③自分の非言語も相手に伝わっていることを
　　忘れるな ………………………… 33
7 非言語の訴えをどうやって受けとるのか
　……………………………………… 34
　①与える愛の念いで相手に関心を寄せる …… 34
　②相手の視線の強さを見る ……… 34

5日目　コミュニケーション実践技法＜質問＞　　37

5日目-1

1 質問 ………………………………… 37
　①質問の目的 ……………………… 37
　②やってはいけない質問 ………… 37

5日目-2

2 質問を成功させる秘訣 …………… 40
　①情報を得るための質問での成功の秘訣 …… 40

②相手に影響を与えるための質問での成功の
　秘訣 ……………………………… 40

5日目-3

3 質問の使い分け …………………… 42
　①閉じた質問 ……………………… 42
　②開いた質問 ……………………… 42
　③どうやって使い分けるか ……… 43
　④開いた質問がよいというわけではない …… 44

6日目　コミュニケーション実践技法＜効果的な会話のために＞　　47

6日目-1

1 繰り返し …………………………… 47
　①繰り返しのやり方 ……………… 47
　②成功するコツ …………………… 47
　③繰り返しによる効果 …………… 48

6日目-2

2 要約 ………………………………… 50
　①どこで要約するとよいのか …… 50
　②要約による効果 ………………… 51
　③要約の注意点 …………………… 52

6日目-3

3 強調 ······ 52
　①強調ポイント ······ 52
　②身体メッセージ ······ 53
　③内部メッセージ ······ 53

6日目-4

4 確認 ······ 54
　①ストレートに質問する ······ 54
　②自分が受けとった内容を相手に返し，その反応を見る ······ 54
　③リズムを聞き分ける ······ 54

7日目　コミュニケーション実践技法＜感情へのアプローチ＞ 57

7日目-1

1 気持ちを聞く ······ 57
　①本当のプロブレムを探るために ······ 57
　②どんなときに気持ちを聞くのか ······ 58
　③気持ちを聞いてうまくいった例 ······ 58

7日目-2

2 気持ちを聞いたあとの流れ ······ 59
　①気持ちを聞いたあとどうするのか ······ 59
　②患者さんが踏み込んでほしくない話題の場合は話題を変える ······ 60
　③気持ちの掘り下げ ······ 60

7日目-3

3 褒める・認める ······ 62
　①具体的な行動に結びつけるための「褒める・認める」 ······ 62
　②相手の存在を認め，尊重する ······ 62
　③「褒める」という具体的行動を意識する ······ 62
　④目に見えるところを「褒める」のと違うのか ······ 63

7日目-4

4 その他 ······ 63
　①会話のスタート地点を揃える ······ 63
　②宣言 ······ 64
　③沈黙 ······ 64

8日目　POS的思考回路をつくろう！＜よりよい服薬指導に向けて＞ 67

8日目-1

1 よい服薬指導とは何か ······ 67
　①患者さんの人生によい影響を与える ······ 67
　②プロブレムは患者さんの人生の中にある ······ 68

8日目-2

2 プロブレムを立てよう ······ 70
　①今日指導すべきテーマを明確にする ······ 70
　②プロブレムを絞ろう！ ······ 70

8日目-3

3 よい服薬指導をするために ······ 71
　①服薬指導を組み立てよう ······ 71

9日目　POS 的思考回路をつくろう！＜頭の中を POS にする＞　75

9日目-1

1　頭の中を POS にする ………………… 75
2　POS の考え方 ………………………… 75
　① POS とは何か ……………………… 75
　② SOAP 分析 ………………………… 76

9日目-2

3　「頭の中を POS にする」ために ……… 78
　①アセスメントを育てる ……………… 78

　②クラスタリング ……………………… 79
　③薬剤師における POMR の本質 ……… 80

9日目-3

4　プロブレムとプロブレムリスト ……… 82
　①プロブレム …………………………… 82
　②プロブレムリスト〜チーム医療の架け橋と
　　して〜 ………………………………… 83
　③ POS とは薬歴を書くときになって考えるこ
　　とではない …………………………… 84

10日目　POS 的思考回路をつくろう！＜服薬ケアステップ＞　87

10日目-1

1　服薬ケアステップ …………………… 87
　①服薬ケアステップとは何か ………… 87
　②それぞれのステップで何をするのか …… 87

10日目-2

2　服薬ケアステップ実践における重要なポ
　イント ………………………………… 89
　①自分が今どのステップにいるのか常に意識
　　せよ …………………………………… 89
　②それぞれのステップの特徴 ………… 89
　③ステップの進め方の実際 …………… 91

ワーク　POS 的思考回路を身につけるための訓練　95

1　気付きリスト ………………………… 95
2　SOAP 遊び …………………………… 95
3　歯抜け薬歴 …………………………… 97
4　クラスタリングシートによるクラスタリ
　ング練習 ……………………………… 99
5　KJ 法によるクラスタリング練習 …… 100

6　P からはじまる SOAP ………………… 100
7　ロールプレイによるメモの取り方練習
　………………………………………… 100
8　「頭の中を POS にする」グループワーク
　………………………………………… 102
9　SP 研修 ……………………………… 102

Q&A　実務に応用するにあたって　105

参考文献　119
index　120

column

服薬ケアと服薬指導 …… 8	先に進んでよいかどうか本人の了承を得る …… 66
薬識 …… 16	解釈モデルを聞こう …… 73
文化としての医薬分業 …… 18	服薬指導いろいろ …… 74
言語と非言語が食い違ってしまう場合 …… 33	薬剤師の初期計画としての初回服薬指導 …… 86
共感と共鳴 …… 36	ウラを取るということ（O情報の大切さ） …… 93
やってはいけない「限定質問」 …… 43	情報提供と服薬ガイダンス …… 94
開示 …… 46	服薬コンサルテーションと服薬カウンセリング
技術におぼれてはならない …… 65	…… 103

会話例

ブロッキング …… 30	リズムを聞き分ける …… 55
外堀を埋める …… 44	フィッティング …… 56
うなずき効果を用いた行動変容へのアプローチ …… 49	感情の明確化 …… 61

● 著者紹介

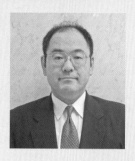

岡村 祐聡 （おかむら まさとし）
服薬ケア研究所 所長

明治薬科大学薬学部薬剤学科卒
調剤薬局勤務，調剤薬局チェーン管理職（教育担当）を経て，
平成11年，服薬ケア研究所を設立。
「薬剤師の医療とは何か」をテーマとして長年研究を続け，薬剤師の担うべき役割を再構築し，「服薬ケア」とネーミングしたケア理論を提唱している。
POS関連の著書が多いため，講演依頼はPOS，記録（薬歴），コミュニケーションスキルを含む患者応対技術などのテーマが多く，看護師向けの研修会も行っている。
「服薬ケアセミナー」や「岡村ゼミ」，または通信講座などを通して，多くの薬剤師が「服薬ケア」の理論とそのノウハウを学んでいる。

- 服薬ケア研究所 URL：http://www.fukuyaku.com/
- 所属など：服薬ケア研究会会頭，日本薬剤師会会員，つくば薬剤師会監事，日本POS医療学会会員，日本薬学会会員
- 主な著書：「SOAPパーフェクト・トレーニング」，「SOAPパーフェクト・トレーニング Part2」，「患者応対技術の実践法」（以上，診断と治療社），「今度こそモノにする薬剤師のPOS」，「薬局薬剤師の患者応対」，「薬局薬剤師のPOS」（共著）（以上，エルゼビア・ジャパン），「服薬ケアの基礎」，「SOAPで薬歴を書こう！」，「SOAP遊びをやってみよう！」，「新POSファーストガイド」，「薬剤師って何する人？」，「調剤過誤防止のために」（以上，服薬ケア研究所）。その他，webコンテンツなど執筆多数。

*本書掲載のワーク（勉強会）は，著者が会頭を務める服薬ケア研究会
（URL：http://www.fukuyaku.net/）にて開催しています。
詳しくはホームページよりお問い合わせください。

服薬ケアコミュニケーションへようこそ！

1日目

これから皆さんに学んでいただく「服薬ケアコミュニケーション」とは，いったいどんなものなのでしょうか。普通のコミュニケーションスキルと何か違うところがあるのでしょうか。それとも同じなのでしょうか。まずこのあたりからお話をはじめてみたいと思います。

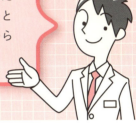

1日目-1

1 服薬ケアコミュニケーションの特徴

❶ 服薬ケアの理論を背景とする

　「服薬ケア」とは，私が20年来提唱し続けている，主に薬剤師を中心とした医療概念であり，その実践論も含めた医療理論です。私自身が薬剤師ですから，**薬物治療を中心とする薬剤師の医療とは何かを，あらゆる角度から考え，理論として再構築した**ものです。そして服薬ケアコミュニケーションとは，その名前の通り，この服薬ケアの理論をバックグラウンドとしてもつコミュニケーション論です。この服薬ケアコミュニケーションの特徴は，単にコミュニケーションを学ぶだけでなく，医療者としての立場，心構え，医療者―患者関係のあるべき姿なども踏まえたコミュニケーション論であるということがいえるでしょう。これらの立場や心構えを踏まえることは，患者さんや他の医療者とのコミュニケーションを良好に成立させるために大きく影響しますので，結果的に，われわれ医療者が現場で実際に用いるスキルとしては，単にコミュニケーションスキルを学ぶよりも，実践的であり，かつ効果が高いといえます。

❷ 必要なことだけに絞り込んである

　さらにいえることは，私自身が現役時代から30年以上の歳月をかけて，さまざまに学んできたコミュニケーションスキルの中から，特に医療現場で役に立つものだけを抜き出してまとめ直してあるということです。

　数多あるコミュニケーションスキルの中には，医療現場にそぐわないものもあります。なぜなら，医療者と患者さんとの間には，単なる人間関係とは違う要素がいくつか存在するからです。それだけでなく，医療者として正しい判断をするためには，できるだけ正しい情報を患者さんからいただかなければなりません。そのための工夫も服薬ケアコミュニケーションには含まれています。つまり，**服薬ケアコミュニケーションとは，人と人が良好なコミュ**

ニケーションを成立させるために必要な事柄やスキルのうち，特に医療現場(主として医療者対患者さん)にフォーカスをあてた理論・技術体系となっているということができます。

したがって，これだけをしっかりと身につけることができれば，実務上必要なノウハウは，ほぼすべて手に入ることになります。自分自身で試行錯誤しながら必要なものを選びとる手間は要りません。最も効率よく力をつけることができるといえるでしょう。

❸ 医療においては応用範囲が広い

服薬ケアコミュニケーションで学ぶ，患者さんと良好なコミュニケーションをとるために必要な事柄は，そのまま施設(会社)内のコミュニケーションにも適用できます。そのため，モチベーションのアップ，作業の効率化，ミスの削減，ひいては増患対策，売上増対策と，さまざまなマネジメントにそのまま応用することができます。つまり**医療現場もしくは医療施設を運営する組織においてもそのまま用いることができる，大変応用範囲が広いスキル**であるといえます。

服薬ケアが薬剤師を中心とした医療概念であるため，本書においては，薬剤師を主語として述べていきますが，実際には薬剤師のみならず，登録販売者，薬局事務，あるいは看護師，栄養士，リハビリテーション関係，そして，介護福祉士やヘルパーなどの介護関係者など，あらゆる職種においてきっと大いに役に立つと考えております。

❹ 患者応対技術と服薬ケアコミュニケーション

これまで私は，医療において薬剤師が果たすべき役割や，そのための考え方を含めた患者さんへの応対全般を，「患者応対技術」とよんできました。そのスタンスが変わるわけではありませんが，本書においては，よりコミュニケーションの部分に焦点をあて，その成功のための基本姿勢や前提条件などを踏まえて論じています。

そして，かかりつけの薬剤師として信頼を得るためには，患者応対技術の中核をなす，POSなどの考え方，思考力の部分も大変重要ですので，そのあたりもしっかりと取り上げています。

したがって本書を学ぶことで，医療者としてのコミュニケーションに必要なことは，すべて手に入れることができるといえるでしょう。

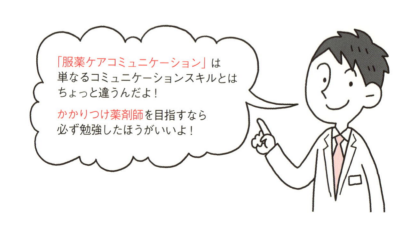

「服薬ケアコミュニケーション」は単なるコミュニケーションスキルとはちょっと違うんだよ！
かかりつけ薬剤師を目指すなら必ず勉強したほうがいいよ！

1日目-2

2 真の意味で患者さんのために

❶ 感情への着目

服薬ケアでは，**真の意味で患者さんのための医療を目指す**という大きな志を最も大切にしています。そのために，全体を貫く最も重要な事柄として**感情への着目**を重視しています。これは人の「気持ち」や「感情」にしっかりと目を向け，患者さんの気持ちを大切にしていこうという姿勢のあらわれであり，患者さんのかかえる「病気」と「闘う」だけでなく，患者さんご自身の「病（やまい）」を「癒す」ことのできる医療を目指したいということなのです。

❷ 確認の大切さ

服薬ケアコミュニケーションの中で何が大切かといわれたら，**確認**について触れないわけにはいかないでしょう。人は思い込みや先入観で「きっとこうなのではないか」と決めつけて話を進めてしまうことがあり，その結果，さまざまなすれ違いが生じることになります。日常生活におけるコミュニケーションにおいては，笑ってすますことができるような些細なすれ違いであったとしても，医療においてはそうはいきません。まず自分自身が，**先入観や思い込みで決めつけないこと，そしてどんなに些細なことであっても確認することが大切**です。服薬ケアコミュニケーションでは，折に触れ確認が随所に出てきます。服薬ケアコミュニケーションを学びながら，常に確認する姿勢を身につけてください。

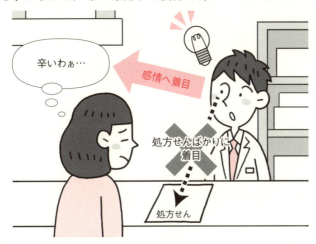

3 目的を明確にしよう

❶ 何のためにコミュニケーションをとるのか

私たち薬剤師は何のためにコミュニケーションをとるのでしょうか。患者さんとお話するため？　もちろんそうですね。そして，患者さんとお話をして何を達成したいのでしょうか？　ただ親しくお話できればそれでOKなのですか？　そうではありませんね。薬剤師のコミュニケーションの目的は，**医療における薬剤師の役割を責任を持って果たすため**といえるでしょう。

❷ 薬剤師の医療の目的は何か

さてそれならば「医療における薬剤師の役割」とは何でしょう？ 服薬ケアの理論体系の中には，薬剤師の医療についての難しい話がいろいろあるのですが，それはさておきごく簡単に述べるとするならば，**薬物治療の専門家として患者さんのQOLの向上に寄与すること**といえるのではないでしょうか。

私はいつも，**薬剤師たるもの，単に「薬の専門家」ではなく「薬物治療の専門家たれ」**と申し上げております。どういうことでしょうか。処方を決定し，患者さんの治療方針全体を決めるのは医師の仕事です。それに対して，**薬剤師の専門分野とは，医師が決めた薬物治療が安全で効果的に成功するために力を尽くすこと**だと考えます。

薬の専門家といった場合，その対象は薬であり，モノです。ところが薬物治療の専門家といった場合は，その対象がヒトとなります。つまり**物の管理をしているだけでなく，対象である患者さんの人生がよりよいものになるために，薬物治療を適切に行うための専門家が薬剤師である**ということです。

❸ 服薬指導の目的を明確に理解しているか

そうすると，服薬指導の目的も明らかになってきますね。それは，薬物治療がより安全で効果的に行われるように配慮するだけでなく，**薬剤師がかかわることによって，患者さんの意識，認識，あるいは具体的な行動が変わること。そして，患者さん自らの意志で積極的に薬物治療に向かい合うことができるようになること**であると私は考えています。わかりやすくいうならば，「あの薬剤師がかかわると，薬がよく効いて患者さんの状態がよくなる」と医師にいってもらえるような関与をすることだと思います。

ただ残念ながら，私がこれまでに会ってきた多くの薬剤師の皆さんは，「なぜ服薬指導をするのか。そしてその到達点はどこなのか。何が達成されれば責任を果たしたことになるのか」という，プロとしての仕事の質を決定する最も大切なところを，曖昧にしたまま仕事をしているように感じられました。もちろんすべての薬剤師が「患者さんのためになりたい」と

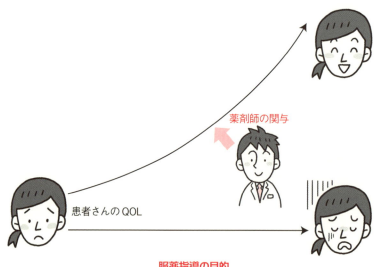

服薬指導の目的

いう純粋な気持ちは持っているのだと信じています。しかし，もっと明確に「服薬指導によって何を達成したいのか」という到達点を意識しなければ，質の高い仕事にはなり得ないでしょう。

1日目-3

4 薬物治療の専門家として結果に責任を持つ

❶ 説明して終わりではない

それでは，具体的にどのようにすればよいのでしょうか。まず，**説明して終わりではない**ということを意識しましょう。

先ほどの薬の専門家という観点であれば，お薬の管理をしっかりして，処方通りに間違いなくお薬を患者さんにお渡しすれば，薬剤師としての仕事のほとんどはすんだと思ってしまうのではないでしょうか。そしてさらに，お薬をお渡ししながら，飲み方や注意点など一通りの説明をすれば，それで自分の仕事はおしまいと思ってしまうことでしょう。

しかし服薬ケアではそうは考えません。薬物治療の専門家であるならば，本当に責任を負わなければいけないところは，お薬が患者さんに手渡された後にあるはずです。つまり，**日常生活の中でその薬をきちんと飲めているかどうか，そこまでが担当責任である**ということです。わかりやすくいうならば，「私はちゃんと説明しました。でも患者さんがちゃんと飲まないのです」は通用しないということです。**患者さんが日々正しく薬を服用できるところまでが，薬剤師の責任である**と考えるのです。

❷ アウトカムに責任を持て

服薬ケアでは「アウトカムに責任を持つ」ことを重視しています。服薬指導のアウトカムとは，**あなたの服薬指導の結果，患者さんが（あなたが見ていないところでも）お薬をきちんと飲むようになる**ということです。そこまで達成できなければ，プロとしての仕事は「していない」といわざるを得ません。厳しいですが，プロの仕事とはそういうものです。

たとえば，患者さんが「飲み忘れた」とおっしゃることがありますね。もちろん本当に飲み忘れただけのこともありますが，それはそんなに問題ではありません。問題なのは，実際は心の中に「飲みたくない」という気持ちがあって，服薬行動を阻害している場合です。このような場合，あれやこれやと飲み忘れてしまう原因をあげてくださるわけですが，どんなにその原因を解決しようと努力しても，あまり効果はありません。なぜなら，患者さんの「飲みたくない」という気持ちが，服薬行動に影響を与えているからです。

人が何か行動をとる場合，「やりたい」という動機と，「やりたくない」という抵抗感のバランスで，実際に行動を起こすかどうかが決まります（図1-1）。

したがって，このような場合薬剤師がすべきことは，単に飲み忘れを防ぐ対策を考えることではなく，「飲みたい」という動機を強めるか，「飲みたくない」という抵抗感を弱める方向へアプローチすることにより，**服薬行動への動機づけを行う**ことなのです。つまり頭ではなく心に訴えて，動機と抵抗感のバランスを，少しでも行動をとる方向へ向かうようにするこ

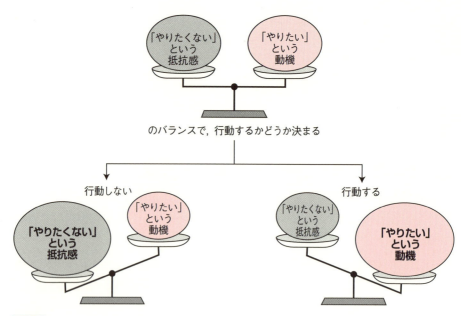

図 1-1 人は，動機と抵抗感のバランスで行動するかどうかが決まる

とが大切なのです。

❸ きちんとした技術を学び身につけよ

　このように，私たち薬剤師が到達すべき目標が明らかになると，単にコミュニケーションのスキルを身につけただけで達成できるものではないということが，おわかりいただけるのではないでしょうか。服薬ケアコミュニケーションの理論は，このあたりに重点を置いて構築してあります。つまり，コミュニケーションスキルだけでなく，医療理論に基づいて目的を達成するための方法論までを網羅しているコミュニケーション論なのです。

　そしてこれは，きちんと学ばなければ自然にできるようにはなりません。通常の人間関係の善し悪しだけの範囲内であるならば，なかにはもともとコミュニケーションが上手な人というのはいると思います。それが生まれつきのものなのか，生まれ育った環境によるものなのかはわかりませんが，特に習ったわけでもないのに，良好なコミュニケーションをとれる人は存在します。しかし**医療におけるコミュニケーション**というのは，一定の目的を持って**患者さんと接する技術**となります。したがって自然にできるものではなく，きちんとした技術を学び，身につける必要があります。そこまで踏まえて，服薬ケアのコミュニケーション論は成り立っているのです。

　それでは一例として，次のセクションで，外来患者を担当する薬局の薬剤師の場合を考えてみましょう。

1日目-4

5 自分のいないところで影響を与える

❶ 日常生活の中での服薬行動

　外来患者の薬物治療は，患者さんの日常生活の中で行われることになります。あまりにあたりまえのことではありますが，これは外来患者の薬物治療の大きな特徴です。つまりそこでは，医療者は誰一人として患者さんの服薬行動を，実際に確認することはできないのです。そのような場合に，どうやってアウトカムをもたらしたらよいのでしょう？

❷ 自分のいないところで行動変容をもたらす関与が必要

　そのためには，患者さんの**自立した服薬行動へのアプローチ**を十分に考慮しなければなりません。つまり，患者さん自身が自発的な服薬意欲によって，服薬行動を起こすように関与しなければならないのです。

　服薬ケアでは，**心のこもったあなたの言葉は，患者さんが自宅に帰ってから仕事をすると**考えています。そしてそのために大切なことは，表面的に「何といえばよいのか」ではなくて，「**どんな気持ちでいっているのか**」なのです。私たちは，患者さんが目の前にいるわずかな時間内に，次に会えるまでの向こう数週間の行動変容を促すだけの**動機づけ**（p.5 参照）を行わなければなりません。そのためには，いかに心のこもった言葉で患者さんにお話するのかが，ポイントとなるのです。これは言うは易し行うは難しで，大変難しいことです。また，「こうすれば必ずこうなる」というようなものでもありません。

❸ 自らの心をコントロールせよ

　したがって，これから学ぶ服薬ケアコミュニケーションがうまくいくためには，**自分自身の心の状態を把握し，自らの心をコントロール**できなくてはならないのです。相手の気持ちの動きを丁寧に追っていくことはもちろん大事ですが，それと同時に，自分自身の心の動きを，自らコントロールしなければなりません。すぐにはできないかもしれませんが，少なくともそれを目指そうと志していただきたいと思います。それが服薬ケアコミュニケーションを身につけるために最も大切な秘訣といえるでしょう。

❹ プロとして求められること

　さて，ここで「プロの仕事」という観点にも，少しだけ触れてみたいと思います。私はよく申し上げるのですが，もし一人の患者さんに30分から1時間じっくりとお話できるなら，多くの患者さんにわれわれの目指すアウトカムをもたらすことは可能だと思います。しかし3分しかなかったらどうでしょうか。プロであるならば，同じ仕事を，早く，しかも効果的に為さねばなりません。あなたの心がけがどんなに素晴らしいものであったとしても，ダラダラと時間ばかりかかるのはプロの仕事ではないのです。そして，「時間がないからできない」という言い訳は，まず捨てましょう。「忙しいからできない」というのも，本物のプロの言葉ではありません。**忙しい中で，時間がない中で，いかにアウトカムを示すのかが，プロの腕の見せ所**なのです。

1日目まとめ

❖ 服薬ケアコミュニケーションとは，コミュニケーションスキルだけでなく，服薬指導を組み立てる思考方法まで含めた方法論です。

❖ 服薬ケアコミュニケーションで大切なのは，「感情への着目」と「確認」です。

❖ 薬剤師は「薬の専門家」ではなく「薬物治療の専門家」として，アウトカムに責任を持ちましょう。

❖ 自分のいないところで患者さんに行動変容をもたらすような，影響力のある服薬指導を目指しましょう。

❖ そのために最も大切なのは，自らの心のコントロールです。

---

column 服薬ケアと服薬指導

　まだ私が薬剤師として駆け出しの頃，「服薬指導」という言葉はあまり好きではありませんでした。それは「指導」という言葉が，上から目線のような感じがして，もっと患者さんと同じ立ち位置で患者さんのお役に立ちたいと考えていたのです。実は「服薬ケア」という言葉も，「指導」という言葉を使いたくなくて他の言葉を探していたときに，アメリカでは医療において care という言葉が使われているらしいということを聞いて，「服薬」にカタカナで「ケア」を合わせて使いはじめたのがスタートでした。

　しかしその後，服薬ケアの中身を深めていく過程で，その言葉をつくった自分自身が，**「服薬ケアとは，単に指導をケアに置き換えただけではなく，薬剤師の医療全体を捉える言葉として，現状のみならず，未来への理想も含んだもっと大きな考え方である」**と捉えるようになってきました。「服薬ケア」という言葉が，当初私が意図した単に言葉の言い換え以上の意味を持つ，もっと大きな概念へと育ってきたのです。

　その過程で，薬剤師として，薬物治療のプロとして，どのような心構えで患者さんの前に立つべきかという点を深く掘り下げていった結果，私は「もっと誇りを持って『服薬指導』という言葉を使うべきである」と考えるようになってきました。それは，立場としての上下関係ではなく，限りなく患者さんと同じ目線に立ちながら，しかし専門分野に関しては，患者さんが安心して効果的に薬物治療を進められるように，専門家としてしっかりと指導して差し上げることが，責任を果たすことになるという考えに至ったからでした。**よき指導者として，徹底的に患者さんに寄り添うことが，プロとして最も大切なこと**だと思うのです。専門家としての責任の果たし方というのは，そういうものではないでしょうか。当然上から目線で「とにかくいう通りに薬を飲みなさい」などという態度は厳禁です。そして，**「難しいことをいかにわかりやすく理解してもらえるのか」**が，薬剤師としての本当の実力を示すと思うのです。そんな素晴らしい薬剤師が，服薬ケアの目指す薬剤師像であり，医療者像なのです。

コミュニケーションが成立する前提条件

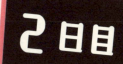
2日目

良好なコミュニケーションが成立するためには，表面的なスキルより前に，あらかじめ踏まえておかなければいけない前提条件とでもいうものがあります。実は，コミュニケーションがうまくいかないケースの多くは，この前提条件がクリアできていないことが多いのです。具体的なスキルを学ぶ前に，しっかりと学んでいただきたいと思います。

2日目-1

1 受けとる側がすべて

❶ 患者さんがどう受けとろうとそれはあなたの責任である

　　人は時に，思いもかけない誤解をすることがあります。実際に薬局の窓口で患者さんと接していると，本当に信じられないような誤解をされることがあるものです。しかし，どんなに「**自分にはそんなつもりはなかった**」「**自分はこういう意味でいったのだ**」と思ったとしても，**相手が受けとったことがあなたの伝えたことなのです**。これを絶対に忘れないでください。たとえ自分にそんな意図はなかったとしても，**誤解させてしまったのならばそれはあなたの責任である**ということです。つまりプロであるあなたは，**誤解させる余地のないほど明確に伝えなければいけない**のであり，**患者さんが誤解していないかどうか，常に確認する必要がある**のです。

2 相手の心を開くことができるかどうか

❶ 心の扉を開く

　　もちろん，誤解がないだけではプロの仕事とはいえません。たとえ大きな誤解はなかったとしても，相手の心を動かして，行動変容に結びつけることができなければプロではないのです。**あなたの言葉がどれだけ患者さんの心に届いているのか**。それが大事なのです。

　　そのためのキーワードは，患者さんの「**心の扉を開く**」ことです。患者さんがあなたに向かって心の扉を開き，あなたの言葉を受け入れてくださらなければ，あなたの言葉は，患者さんの耳には届いても，心には届きません。あなたがどんなに薬学的に豊富な知識を持っていたとしても，それが患者さんの心に届かなければ，あなたの持っている知識は，何の役にも立たないのです。

さてそれでは，相手の心の扉を開くためには，どうすればよいのでしょうか。そのためにはまずあなたのほうが心の扉を開き，相手に心を寄せていくことです。あなたが心を開くことをせずに，相手にだけ求めてもダメなのです。常に相手のことを，まるで自分の家族のように大切に感じながら，まずあなた自身が心を開いていくことです。少なくともそのように努力してみてください。すべてはここからはじまります。

❷ 患者さんの心を動かす

そして，そのうえで相手の「心の扉を開く」ためには，どうしたらよいのかというと，**相手の「心を動かす」**ことです。ビジネスの世界で，「モノを売るのではなく感動を売れ！」というようなことがよくいわれますが，きっとその真意は同じなのではないかなと思います。**人は，何かを理解しただけでは，そう簡単に行動変容には至らない**のです。よほど強く「そうか。それならこうしよう！」と思えない限り，これまでの習慣を変えて「薬を飲む」とか「お酒を控える」などの行動変容はできないものなのです。したがって，「心を動かす」ことを目標としてください。相手の心が動くくらい，強い影響力を与えることを目指してください。

❸ 自分の心を動かす

それではどうすれば，相手の心が動くくらい，強い影響力を与えることができるのでしょうか。そのためにはまず，**自分の心を動かす**ことが必要です。患者さんのお話を聞いて，心から「そうだったのか！」「きっと辛いだろうな」と本気になって心配することです。**「心のこもった言葉」というのは，自分自身の心が動いていないと語ることができない**のです。口先だけの言葉ではなく，本当に心の底から相手のことを想った言葉で語れるかどうか。それを意識してみてください。

2日目-2

3 専門用語は使わない

これはよくいわれることなので，ほとんどの皆さんが意識していることだとは思いますが，患者さんとのお話の中で専門用語を用いることは，基本的に避けるべきでしょう。われわれ薬剤師としては，薬学という専門分野がありますし，難しいこともたくさん勉強していると思います。しかし，医療のプロとしては，その**難しいことをいかにやさしく，わかりやすく説明できるかどうか**というのが，**腕の見せ所**だと思うのです。そして最低限，相手が理解しているかどうか，丁寧に確認しながら話を進めることはできるようになっていただきたいと思います。

4 コミュニケーションギャップの存在

❶ 同じ言葉でも人によって受けとる意味は違う

専門用語を避けてお話することは，少し意識していればできないことはないと思います。しかし服薬ケアで重視しているのは，さらに**コミュニケーションギャップの存在を意識せよ**というところなのです。なぜなら，全く同じ言葉でも，人によってその言葉の意味するところが同じではないからです。

❷ たとえば血圧

　血圧という言葉は，避けなければいけない専門用語には入っていないと思います。患者さんに対しても，血圧という言葉は使っていると思います。しかし，一般の方が思う血圧という言葉の意味は，われわれの考える血圧とはだいぶ違うことがあるのです。

　利尿降圧剤の説明をするとき，皆さんはどのように話すでしょうか。たとえば「おしっこをたくさん出して，血圧を下げるんですよ」とお話したとして，多くの方はこの意味がわかりません。普通の人にとって，おしっこはおしっこであり，血液は血液なのです。おしっこを薬でたくさん出したとしても，それで血液が減るとは思わない人が多いのです（図2-1a）。さらにいうならば，「『血管』という容器の中に血液が入っています。容器は同じで，その中の血液の量を減らせば，血圧は下がりますよね？」と説明しても，圧力の概念がない人にとっては，これもよくわかりません。「中の血液の量が減るだけなのでは？」と思ってしまう人が多いと思います（図2-1b）。カルシウム拮抗剤も同じです。「容器が大きくなる」と説明しても，液面が下がるだけで「血圧が下がる」には直結しない人が多いと思います（図2-1c）。このように，ある言葉から受けとる意味には，人によって大きなギャップがあるのです。

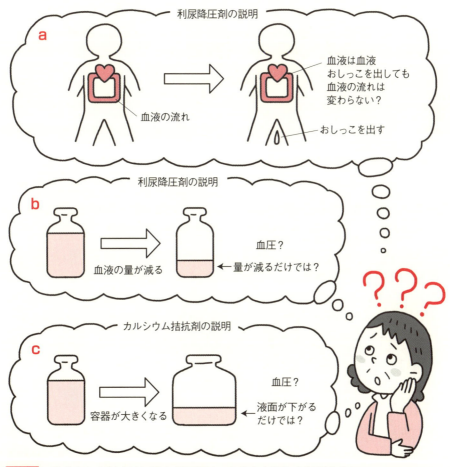

図2-1 患者さんの「血圧」に関する認識は，あなたと同じとは限らない

それでも，患者さんはよい人が多いので，わかったような顔をして，「よくわかりました」とか，「ありがとうございます」といってくださることでしょう。でもそれで安心してしまってはいけないのです。**自分がいった言葉が，自分の意図した通りに相手に届いているのか，丁寧に確認する習慣をつけましょう。**

❸ 非言語をよく見て確認しよう！

ただ，あたりまえのことですが，お話しながらいちいち「今の話の意味わかりましたか？」などど聞くわけにはいきません。それならばどうすれば確認できるのかといえば，服薬ケアで重視しているのは，**非言語**(p.32 参照)をよく見ていくことです。人は「よくわかった！」「大体わかった気がする」「あまりよくわからない」「何をいっているのかさっぱりわからない」など，それぞれの状況に応じて表情が変わります。それをよく見て「伝わっていないな」と思ったら，違う言葉で言い直す工夫をすることです。そのような配慮があるだけで，**コミュニケーションギャップはかなり埋めることができる**はずです。ぜひ意識してみてください。

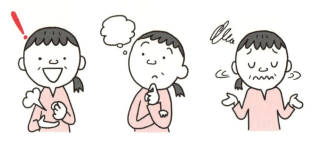

非言語をよく見ましょう

2日目-3

5 人はひらがなで話を聞いている

人はひらがなで話を聞いているといわれます。文字に書き記す場合は漢字だけでその意味を伝えることができますが，言葉で話す場合，音だけでは伝わらないことがあるのです。つまり，**ひらがなだけで表現できる話し方をする必要があるのです。**

たとえば「あめ」といった場合，なめる「飴」なのか，空から降ってくる「雨」なのかすぐにはわかりません。もちろん前後の話の流れからわかることもありますが，「なめる『あめ』がありますよね…」というように，わかりやすくお話する工夫が必要です。「再現性があります」というのではなく，「またおなじことがおこるかもしれません」というようにしましょう。

さらに，**漢字だけでなく，外来語やカタカナ言葉もできるだけひらがなに置き換える**ようにしてみましょう。人はわからない言葉を聞いたとき，ほんの一瞬ではありますが，「ん？」と考えてしまい，その間は相手の言葉を聞いていません。そのほんの少しの間があるだけで，あなたの話は，患者さんにとってよく理解できないものになってしまうのです。長い時間お話できるならば，どこかで「あ，そういうことか」とその間を埋めることができるかもしれませんが，短い時間で要点をしっかり伝えるためには，このような間は好ましくありません。

2日目 コミュニケーションが成立する前提条件 ■ 13

表2-1 その他の言い換えの例

空腹時を避けてお飲みください	何か食べてからお飲みください
抜糸	糸を抜く
頓服	（痛いとき）飲んでください
患部	痛いところ，悪いところ
嘔吐	吐く
吐物	吐いた物
排便	うんちをする
悪寒	ぞくぞくするような寒気

　これには少し準備が必要です。患者さんを目の前にしてお話している最中に，「あ，これ言い換えよう」と思っても，わかりやすい言い換えがすぐに思いつくとは限らないからです。ぜひ普段から意識して，「この言葉は何と言い換えよう」「この言葉はどんな言葉と置き換えられるかな」と考えておくようにしましょう。特に服薬指導で使われるであろう言葉は，ある程度事前に予測することができるはずです（表2-1）。**あらかじめどのように言い換えることができるのか考えておくと，その場になって困ることはなくなります。**常に意識しておいてください。

6 専門家の側が歩み寄る

　さて，服薬指導において，時には難しい話をぜひ理解してもらいたいこともあります。いかにやさしく説明しようと努力しても，それでも患者さんにとっては「難しい」と感じることはあるでしょう。そんなときに，とても熱心にお話するのはよいのですが，自分の頭の中にある考えを，何とか患者さんに伝えようとするのは，必ずしもよいとは限らないこともあるのです。

　これは**大胆なたとえ話が必要なときがある**と理解するとよいかもしれません。患者さんに正しい薬識や病識を持ってもらいたい場合，どうしてもこちらの頭の中にあるイメージを，できるだけ正確に伝えようと頑張ってしまいます。しかし，患者さんの認識，理解力，などを総合的に判断したとき，正確さはだいぶ失われたとしても，大胆なたとえ話で，「要するにこういうことですよ」と伝えられたほうが，よい結果を生むことがあるということです。

　つまり，**相手を自分の土俵に無理矢理引きずり込むのではなく，自分が相手に歩み寄っていって，相手の土俵で相手に合わせた理解や認識の獲得をお手伝いしなければいけないこともある**ということなのです。

7 先に相手のニーズを満たす

　皆さんが，もしこれまでにコミュニケーションを勉強したことがあるならば，もしかすると話の終わりに「何か気になることはございませんか？」と聞くように教わったかもしれません。しかし，基本的にこの順序は間違いであると思ってください。自分が伝えたいことを先

にいってから，後で相手のいいたいことを聞くというのは間違いなのです。必ず，**先に相手のいいたいことを聞く**ようにしてください。

なぜかというと，人は自分に気になっていることがあると，それを話してしまうまで相手の話はあまり聞いていないものだからです。特に患者さんが「今日は薬剤師さんにこの話を聞いてみよう」と思って来てくださった場合などは，心の中で「忘れないようにしなきゃ」と思っている間，こちらの話は上の空になってしまいます。つまりまともに聞いてくださらないのです。ですので，プロとして患者さんとお話をするにあたっては，先に患者さんのニーズを満たして，こちらが伝えたいことはその後話すようにしてください。

それでは，患者さんが話したいこと，聞きたいことがあるかどうかはどうやって見極めるのでしょうか？ これもすでにお話した**非言語**(p.32 参照)をよく観察することです。患者さんをよく見て，「何か気になることがあるのかな？」と少しでも感じたなら，まず自分の話を止めて，「何かございますか？」と聞いてみるようにしましょう。

2日目-4

8 確認の大切さ

❶ 推測する力はとても大切

患者さんとお話しているとき，ベテランの薬剤師であればあるほど，「きっとこうなのではないか」と患者さんの状況を推測することができると思います。一を聞いて十を知るではありませんが，やはり患者さんにとっては，ちょっとしか話していないのに「あ，それはこういうことですか？」とわかってもらえるとうれしいものです。したがって**「こうなのではないか」と推測する力はとても大切**だと思います。

❷ 必ず確認しよう！

しかし，このときぜひ気をつけていただきたいことは，**本当に自分の推測が正しかったかどうか，必ず確認すること**を忘れないで欲しいのです。あなたの推測がピッタリあたっていた場合は，きっと喜ばれることでしょう。しかしぴったりではなかった場合には，患者さんは心の中できっとがっかりされていると思います。また，推測で話を進めた場合，やがてそれが「思い込み」に変わってしまって，自分の中では事実として扱われてしまうことがよくあります。そうなってしまうと，そこから先のやりとりが，すべて間違った認識のもとに進んでいくことになります。これが「はずした服薬指導」(p.74 column「服薬指導いろいろ」参照)の大きな原因の一つなのです。「きっとこうだろうな」と推測したことは，必ず確認する癖をつけましょう。

❸ 薬歴に書いてあることでも確認を忘れずに

たとえ，前回または前々回の薬歴に書いてあることであっても，その事実を前提として今日話をするのならば，再度確認をとるようにしてください。なぜなら，前回の患者さんの気持ちと，今回の患者さんの気持ちは同じではないからです。それに，そもそも薬歴に書いてある情報が正しくないということもあるのです。

❹患者さんのお話は必ず正確とは限らないことを忘れない

　　人は，悪意があってウソをつくというのではなく，**面倒を避けるために，事実とは違う答えをすることがある**のです。たとえば「このお薬を飲んでみて何か気になることがありましたか？」と聞かれたとき，それまでのやりとりで「また根掘り葉掘り聞かれるだろうな」「面倒だな」と思ったら，本当は気になることがあったとしても「いいえ」と答えるものなのです。それをそのまま真に受けて，薬歴に「服用後気になる症状なし」と記載したとしても，それは事実とは限らないということです。

　　また，「お薬ちゃんと飲めてますか？」と聞いたら「はい」と答える患者さんが，「お薬こんなにたくさんあると飲むの大変でしょう？」と聞くと「そうなのよ。時々飲み忘れちゃうこともあるわね」となることもあります。聞き方の問題もあるということですね。先ほどの「思い込み」と重なるとこんなこともあります。たとえば働き盛りのサラリーマン風の患者さん。「夜は接待が多いのではないか」と思い込んでしまうと，「お仕事は何をされているのですか？」⇒「営業です」と答えをいただくと，「じゃあ夜は接待とかでお酒の席が多いのではないですか？」と聞いてしまいます。すると患者さんは，実際にはそんなことがなくても，面倒なので「ええ，まぁ」と答えることがあるのです。こちらは「営業マン＝夜はお酒」と思い込んでいますから「やっぱりそうなんだ」と思って，薬歴に「夜はお酒が多い」と書いてしまいます。これは事実とは限らないということなのですね。**確認の大切さ**，意識してください。

❺薬識はゆらぐもの

　　服薬ケアで重視しているものの一つに**薬識**（p.16 column「薬識」参照）があります。これは患者さんが「自分の飲んでいる薬のことをどのように認識しているか」を示す概念で，「何の薬か知っている」だけでは薬識があるとはいいません。実はこの薬識が，患者さんの服薬行動に大きな影響を与えているのです。そこで，服薬ケアでは**薬識ケア**を重視しているのです。薬識は日々変化します。昨日の薬識と今日の薬識は同じではないのです。これを**薬識のゆらぎ**といいますが，この薬識も毎回確認が必要です。

　　前回の薬歴にそのときの患者さんの薬識を記録してあるとします。これはきちんと正確に聞き出せたとしましょう。でも，今日の薬識は前回と同じではないのです。だとすると，今日は今日で，新たに「今日の薬識」を聞き出さないと，正しい薬識ケアはできないのです。

　　実はこれが「同じ薬を何年も飲んでいる患者さんへは，どのように指導すればよいかわからない」という一番多い悩みへの答えなのです。薬識に着目して，薬識からくる服薬行動のチェックを毎回していけば，たとえ同じ薬を何年も飲んでいたとしても，「聞くことがない，することがない」ということはありえないのです。

2日目まとめ

❖ コミュニケーションは受けとる側がすべてです。たとえ相手の誤解であっても，それがあなたの伝えたことであり，誤解させたあなたの責任です。

❖ 患者さんの心の扉を開くことが，コミュニケーション成功の鍵となります。そのためには相手の心を動かすくらい心のこもった言葉を語る必要があります。

❖ 専門用語を使わないだけでなく，コミュニケーションギャップの存在を意識しましょう。

❖ 人はひらがなで話を聞いています。耳で聞いてわかる言葉で語りましょう。漢字熟語やカタカナ言葉は，わかりやすく言い換えましょう。

❖ たとえ薬歴に書いてあることであっても，改めて確認しましょう。特に薬識は毎回確認が必要です。

---

column 薬 識

◆ 薬識は服薬行動に大きな影響を与える

薬識は，服薬行動に大きな影響を与えます。薬を過信し，薬にすぐ頼る人の場合は，薬を飲み過ぎてしまう可能性がありますので，どちらかというとあまり飲み過ぎないように注意をする必要があります。それに対して，「薬というものはできるだけ飲みたくない」と思っている人の場合は，正しく薬を飲まない可能性がありますので，適切に服用する大切さを強調しなければなりません。このように，相手の薬識がどんなものであるかを丁寧に聞き出して，それぞれの薬識に合わせたケアをすることを**薬識ケア**といいます。

たとえば，「睡眠薬は飲まないほうがよい」という薬識を持ったお年寄りは，できるだけ飲まないように我慢してしまうために，「眠れない」という辛さにずっと苦しめられることになります。そのため逆に昼間は眠くて寝てしまい，また夜になると眠れないという悪循環に陥ってしまうかもしれません。また，薬識の影響は，本人だけとは限りません。**本人だけでなく，家族も含めた薬識ケアが必要**になります（p.69「人間関係に意識を向ける」にも例がある）。

このように，望ましい薬識を患者さんに獲得してもらうようにアプローチすることが，とても大切なことだといえます。

◆ 薬識はゆらぐもの

薬識というのは，一度獲得するとそのままずっと同じ状態ではありません。日々変化します。いやむしろ，刻一刻と変化するといったほうが正しいかもしれません。今日のお話ではかなりしっかりとした薬識を獲得してくださったと思っても，**次に来るときまでその薬識が同じ状態で保たれているとは限らない**のです。薬識は毎回お聞きして，必要ならば適切な薬識を持っていただくような薬識ケアを毎回行いましょう。

また，ある程度しっかりした薬識を獲得した方であっても，日常生活上に大きな出来事があると，相対的に薬の優先順位が下がってしまうことがあります（図A）。日常生活上に何か大きなイベントがあっ

たり，とても気になることがあった場合には，薬識を補強するようなケアが必要です。たとえば，普段はしっかりとお薬を飲んでいるおばあちゃんが，老人会の旅行をとっても楽しみにしていた場合，旅行の間お薬をうっかり忘れてしまうことが考えられます。その場合，旅行の間だけワンドーズパックを作って差し上げるとか，もし旅行のスケジュールを見せていただけたのなら，＜お薬＞とメモを書き足すとか，何か工夫することで飲み忘れを防ぐことができるかもしれません。これも薬識ケアの一部でしょう。

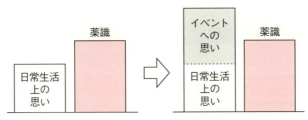

図A 薬識の相対的な重要度の違い

◆ **薬識の差がプロブレム**

薬識は服薬行動のもとになる認識ですので，薬識の差によって，理想的な服薬行動が予想されるのか，そうでないかが変わります。理想的な薬識と現在の実際の薬識の差が見受けられた場合には，それがプロブレムと認識されることになります。そして，**現状の薬識を理想的な薬識に近づけることが薬識ケアである**といえます（図B）。

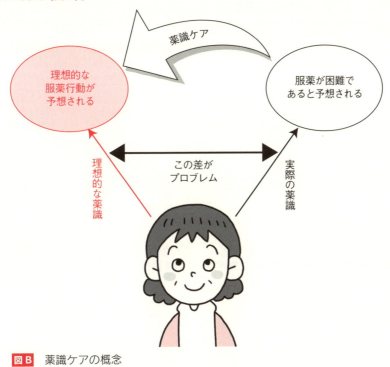

図B 薬識ケアの概念

column　文化としての医薬分業

　院外処方せんの発行が一般的になってから，どのくらいが経つでしょうか。30 年以上前，私が大学を卒業したころは，新卒薬剤師の就職先として調剤薬局が候補にあがるようになりはじめていたころでした。その後国の方針により，院外処方せんの発行はどんどん広まってきました。今，病院で処方せんを渡され，それを近くの薬局で調剤してもらうという制度そのものは，ほとんどの国民に認知されてきたといえるのではないでしょうか。つまり，「制度としての医薬分業」は，日本に根付いてきていると思います。

　しかし私は，「文化としての医薬分業」は，まだまだわが国に根付いてはいないと考えています。**「文化としての医薬分業」とは，国民が自ら望んで「薬局で薬をもらいたい」と考え，「自分がどんな薬を飲んでいるかという管理とその安全を，薬局の薬剤師に託したい」と望んで薬局に足を運ぶことが，あたりまえになっている状態**だと考えます。日本という国の文化の中に，そのような光景があたりまえのように見受けられるようになったとき，「文化として根付いた」といえるのだと思うのです。そのようになればこそ，本当の意味での「かかりつけ薬局」「かかりつけ薬剤師」というものが，大きな意味を持つのではないでしょうか。

　このように，スタートは国の方針により誘導されて進んできた院外処方せんの発行という制度ではありますが，当然ながら，そのほうが国民の健康と安全のためにメリットがあるからこそ進められてきた制度であるはずです。ぜひそのメリットを，すべての国民が認知し，有効に活用していただきたいと思います。

　さてそれでは，「文化としての医薬分業」はどうしたら日本に根付くのでしょうか。私は，自分たち薬剤師がその役割をしっかりと果たすことで，「薬剤師がかかわることによるメリット」を，国民に体験していただくしかないと思うのです。国が代わりに国民を説得してくれるわけでも，処方医が患者さんに「薬剤師を頼りにしなさい」といってくれるわけでもありません。自分たちで，**薬剤師がかかわることのメリットを明確なアウトカムとして国民に提供する努力を続けるしかない**と思います。当然のことながら，「処方せん通りに薬を渡すことが仕事である」と思っていたのでは，国民が「薬剤師がかかわってくれてよかった」と思ってくれるようなアウトカムを示すことはできません。これが，服薬ケアで薬剤師のあるべき姿や，服薬指導の目的や到達点にこだわる理由です。ぜひ皆さんも，明確にアウトカムを意識して，しっかりと薬剤師としての役割を果たすことを目指してください。そのためのヒントは本書の中にたくさんあるはずです。

医療者—患者関係とは

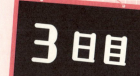

3日目

良好なコミュニケーションが成立するためには，自分たちの立場をわきまえるということも大切です。お互いの立場にすれ違いがあると，感情的な行き違いの原因にもなりかねません。そこでごく簡単に医療者と患者さんの関係，そして社会の中における医療の在り方について触れておきましょう。そしてそれを踏まえて，「かかりつけ薬剤師」の在り方についても，触れてみたいと思います。

3日目-1

1 医療における医療者—患者関係

❶ パターナリズム

　　医療者—患者関係を論じるとき，真っ先に思い浮かぶ言葉は「パターナリズム」だと思います。これは「父権主義」ともいって，父親が家族を守るために，家族の行動にいろいろ口を挟むような関係を指します。医療者—患者関係はかつてこのパターナリズムが支配的であったとされます[1]。それは「病気を治してあげるから，私のいうことを聞きなさい」といった態度にあらわれていたのだと思います。

❷ 医療目的の変化

　　それでは，そのようなパターナリズムがなぜ横行していたのかを考えると，旧来の医療は「命を救うこと」が目的であり，医師は「患者の命を救う」ために最善を尽くしているのであって，「命を救う」ためならば，ある程度患者さんの生活や行動に口を挟むことはやむを得ないと考えられていたのだと思います。

　　しかし**現代の医療は「QOL の向上」が目的**であって，ストレートに「命を救う」ことだけが目的ではなくなってきていることを忘れてはなりません。生活習慣病などの慢性的疾患が増え，「治らない病気」が増えてきたのです。もちろん治療を行う目的は，長い目で見れば「命を救うこと」ではあるのですが，日常生活の中に深く入り込んだ薬物治療においては，「とにかくいうことを聞きなさい」「いわれたとおり飲みなさい」ではすまなくなっているのは間違いのないことでしょう。そのような態度では，かえって患者さんの自主的な服薬行動を妨げてしまうことがあるからです。

---

1) 1970 年代初頭，E・フリードソンが医療における医療者—患者関係を「パターナリズム」であるとして提唱した。

❸ 情報強者と情報弱者

　もう一つ，情報の多寡という面も見逃せません。医療というのは，大変高度な知識に基づくものであるため，患者さんは「詳しいことはよくわからない」ということになりがちです。もちろん，パターナリズムの反省から「インフォームドコンセント」が強く唱えられ，患者さんに丁寧に説明をして，理解していただく努力は行われていると思います。しかし，**難しい話は「わからない」ために，患者さんの心には大きな不安が残される**ことになります。その結果，「すべてお任せします」という態度になる場合もあるでしょう。これは情報強者である医療者と，情報弱者である患者さんの間にどうしても生まれてしまう関係だと思います。

❹ お任せ医療

　「お任せ医療」という言葉があります。確固たる信頼関係のもと，主治医の先生にすべてをお任せするという意味であれば，それも一つの形なのかなと思います。しかし，情報弱者である患者さんが，よくわからないままに**仕方なく「お任せ」するしかないのであるならば，あまり好ましい関係とはいえない**のではないでしょうか。

❺ 医師と患者さんのはざまで

　服薬ケアでは，そんなときに薬剤師がお役に立てるはずであると考えています。医師と患者さんの間に，薬物治療の専門家である薬剤師が介在することで，患者さんの意識・認識に合わせて，患者さんの自立した受診行動を助け，患者さんが安心して治療を続けられるようにお手伝いすることができると信じています。そのためには，薬だけに着目するのではなく，もっと広く患者さんの心の在り方にまで目を配り，**患者さんの人生の中に薬物治療がどのように組み込まれているのかという視点でケアしていきたい**と願っています。

3日目-2

2 本来のあるべき関係とは？

❶ 医療者─患者関係のあるべき姿

　さて，それでは医療者─患者関係の本来あるべき姿とはどんなものでしょうか。私が理想とする医療者─患者関係は，上下関係ではなく，病気やけがを治すことを，専門知識を持ったプロが手助けするといった関係です。高度な専門知識を持ったプロと，それを教えてもらうもしくはアドバイスをもらう患者さんという関係ではありますが，これは上下関係でも，「いうことを聞きなさい」という関係でもないはずです。私が理想とするのは，**医療者と患者さんが共に手を携えて「QOLの向上」を目指していくような姿**です。

❷ 薬剤師─患者関係はどのような姿を目指すべきか

　医療者と広く捉えた場合は，やはりその中心は医師であり，患者さんと医師との関係を主として考えることになるでしょう。それでは薬剤師と患者さんの関係はどのようなものになるのでしょうか。前節でも述べた通り，**薬剤師は医師と患者さんの間を取り持つような関係**を目指すことが，患者さんの利益のためにも，そして自分たちの職能を発揮するためにも，理想的だと思うのです。医師の立場も尊重しつつ，患者さんの利益を第一に考え，患者さんの不安をできるだけ解消し，患者さんが困っている場合には助けになるような関係を目指し

たいと思います。

❸ 患者さんはどのように捉えているのか

さて，それでは多くの患者さんはわれわれ薬剤師をどのような存在として捉えてくださっているのでしょうか。残念ながら，先ほどから述べてきたような理想的な関係で，私たち薬剤師を捉えてくださっている方は，それほど多くはないように感じます。

たとえば，薬局の窓口でいろいろお話を伺おうとすると，「それはさっき先生に話したからもういい。とにかく早く薬を渡してくれ」といわれてしまうことがあります。「なんであなたにそんなことを話さなければいけないのか？」という態度をとられてしまうのですね。

こんなときには前提として「本来患者さんには，薬剤師の話を聞く義務はない。薬剤師の質問に答える義務はない」と考えてください。いや，もちろん私たち薬剤師は，患者さんのためにお役に立ちたいと願っているからこそ，いろいろお話を伺いたいのです。しかし，それを押しつけてもよい結果は生まれません。そうではなくて，**患者さん自身が「薬剤師の話をもっと詳しく聞いたほうが，そして薬剤師の質問に正しく答えたほうが，自分にとって利益がある」**と思ってもらうようにアプローチする必要があるのです。それが患者さんに伝われば，きっと喜んでお話していただけることと思います。

多くの患者さんは，医師の前では，きちんと診てもらいたいがために，できるだけ自分の状況を詳しく伝えようとします。しかし薬局では，態度がガラッと変わり，「なんであなたに話さなければいけないのだ」という態度になってしまうことが多いのです。これは，薬剤師が間に入ることによって利益があると思っていないからなのですね。まず「薬剤師がいたほうがよい」と認識していただくところからはじめる必要があります。

❹「患者さんに寄り添う」とはどういうことか

よく「患者さんに寄り添う」といわれることがあります。とても心地よい言葉ではありますが，具体的にはこの「寄り添う」とはどういうことなのでしょうか。皆さんは考えてみたことがありますか？

服薬ケアで考える「患者さんに寄り添う」とは，患者さんの気持ちを第一に考えて，患者さんの不安も怖さも，そして治療に向かう前向きな気持ちも，ときにやる気がなくなってしま

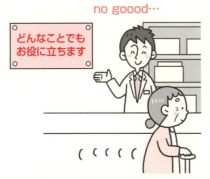

ただ待っているのではなく

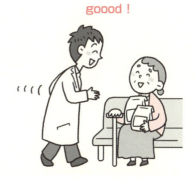

こちらから歩み寄りましょう

うことがあっても，一緒になってその気持ちを感じながら励まし合うような関係です。少なくともそのような関係を目指していきたいと願っています。そしてそのあるべき姿に近づくためには，患者さんのほうが私たちを招いてくださるのを待つのではなく，**こちらから歩み寄っていく姿勢が大事**なのだと思うのです。これが服薬ケアコミュニケーションの根底に流れる考え方なのです。

3日目-3

3 かかりつけ薬剤師として

　私たち薬剤師と患者さんとの関係を考えるにあたって，どうしても触れざるを得ないのが，平成28年（2016年）の4月から調剤報酬として取り上げられた「かかりつけ薬剤師」制度についてです。私たちはこの「かかりつけ薬剤師」制度をどのように捉えればよいのか，そのあたりを少し考えてみたいと思います。

❶ かかりつけ薬剤師は，もともと目指すべきものとされていたはず

　この制度が調剤報酬に取り入れられてから，どうも「どうしたら点数が取れるのか」「この算定条件では点数が算定できない」というような議論でいっぱいになり，本来のあるべき姿としての「かかりつけ薬剤師」というものが，あまり語られなくなってしまっているのではないかと感じられ，私としては大変残念な気持ちです。「かかりつけ薬剤師」や「かかりつけ薬局」という考え方は，私が学生の頃から，いや，きっともっと昔から目指すべき姿として語り続けられてきたはずです。「医療者と患者さんのよりよい関係」を考えるとき，その**理想像の一つの形態を「かかりつけ薬剤師」とよぶ**に過ぎないと私は考えます。制度に振り回されて，事の本質を見誤ってはいけないと思います。

❷ 調剤報酬の意味

　そのためにはまず，調剤報酬というのをどのように解釈すればよいのか，その本質的な意味合いから，考えてみたいと思います。現行の医療保険制度が，決して理想的な制度だとは考えませんが，ここでは制度論には踏み込まず，その制度のもとで**現場を預かる実務者の観点で**，どのように**考えるべきか**というところを述べたいと思います。

a. 調剤報酬で定められたことは最低限やらなければいけないこと

　私は，調剤報酬というのは，今現在の状況において，「このくらいのことは日本全国すべての薬局であたりまえのようにやってほしい」というあたりのサービス[2]レベルに目安を置き，その条件を示して，金額に換算できる点数をつけたものだと考えています。つまり**調剤報酬に定められていることは，「最低このくらいのサービスは行ってほしい」という内容を示している**と考えるべきだと思うのです。

---

2) ここでいうサービスとは，本来の役割を果たすためにどんなことを提供しているのか，その具体的な内容を総称して示す概念であり，一般的に使われることが多い，接客接遇や，相手を得させることなどの意味ではない。医療サービスとは，医療として具体的にどんなことを提供しているか，その内容を指す。

しかし実際にお金が動きますので，きちんと条件をつけないと不公平になります。したがって，その点数を算定するためにはいろいろな条件がついてくることになります。これはルールですのでルールに則って点数を算定していくしかありません。

日本全国にはたくさんの薬局がありますし，それぞれの薬局の開設者の考え方や薬剤師の実力如何で，患者さんに対して提供している医療サービスの内容は一定ではありません。したがって，どんなにすばらしいことをやっていても，それが一般的ではない場合，残念ながら点数はつかないことになります。逆にいえば，**点数がついているということは，全体の中で「このくらいのサービスは必ず提供してくださいね」という，最低限のレベルを示している**と考えられます。

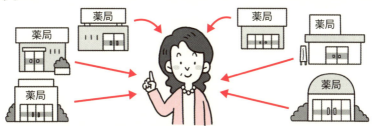

調剤報酬で定められていることは全国のどの薬局でも
提供すべき最低限のレベルであると考えましょう

b. 「お金を取らなければそれでよい」わけではない

たとえば算定条件に満たない薬局でよく「うちは取ってないよ」と，お金を取っていないからそれで問題ないだろうというような言い方をされることがあります。でも私は違うと思います。**調剤報酬が最低限のレベルを示しているのであるならば，そこに定められていることは，原則すべてやらなければいけない**と認識すべきです。諸々の条件が合致しなければ，点数を算定できないこともあるとは思いますが，それも努力によって算定できるように改善していくべきではないでしょうか。「お金を取らなければそれでよい」と考えるのは間違いだと思います。

c. 行政としての将来への思惑も加わったもの

ただ，そのなかに「今後このようになっていってほしい」という行政側の思惑はある程度含まれることになります。したがってその部分に関しては，まだ「あたりまえ」にはなっていないことも含まれているかもしれませんし，そのために多少厳しい条件がつくこともあるかもしれません。ただ一ついえることは，そのような「今後このようになってほしい」と行政が考える方向性は，**しっかりと対策をとって，クリアしていかないといけない部分**であるということです。

d. 調剤報酬はもっと**トータルに捉えよう**

かかりつけ薬剤師の点数については，熱心に服薬指導をしている薬局の薬剤師から多く聞かれる言葉として「このようなことはこれまでもすべてやっている。今までと同じことやっているのに，今さらお金をいただくわけにはいかない」という言葉があります。しかしこれも私は違うと思います。調剤報酬全体として，そんなに値上がりしているわけではありません。**算定基準が変わっただけのこと**なのです。他に，今までもちゃんとやってきたし，これ

からもちゃんとやっていくつもりなのに，点数としては下がった項目があるはずです。評価する項目が変わっただけですので，それぞれ個別の算定条件を見ながら，「これは取る，これは取らない」というのは間違いだと思います。もっとトータルに調剤報酬を捉えるようにしましょう。

e. プロとして恥じない仕事をしよう

　プロとしてお金をいただくことはあたりまえです。いやむしろ，お金をいただけないような仕事しかしていないことが恥ずかしいことなのです。調剤報酬の算定用件は，お金を払うために国が決めたルールに過ぎません。一つひとつの条件に振り回されるのではなく，もっとトータルに**お金をいただくだけの価値を提供しているのかどうか**を考えるべきだと思います。

❸ かかりつけ薬剤師の理想像を目指そう

　ここは考え方を変えて，昔から一つの理想像とされてきた「かかりつけ薬剤師」が，やっと公に評価されるようになったのだと考えてみませんか？　そして，条件を云々するのではなく，**本当のかかりつけ薬剤師とはどんなものなのか，その中身をもっともっと追究していく**べきだと思います。「かかりつけ薬剤師」としての理想的な医療者―患者関係を作り上げることができたのならば，結果的にこの点数は「よかった」と後から振り返ることができると思います。ぜひ，前向きに捉えていきましょう。

3日目まとめ

❖ 私たちが目指す姿は，医療者と患者さんが共に手を携えて「QOL の向上」を目指していくような姿です。

❖ まず患者さんに「薬剤師がいたほうがよい」と認識していただくところからはじめましょう。

❖ 「患者さんに寄り添う」とは，患者さんの気持ちを第一に考えて，一緒になって励まし合うような関係を目指すことです。

❖ そのためには，こちらから歩み寄っていく姿勢が大事です。

❖ 調剤報酬で定められたことは原則すべてやらなければいけないことと認識すべきです。

良好なコミュニケーションのための心得と基礎知識

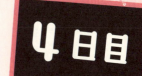

ここまで,服薬ケアコミュニケーションにおいてそのバックグラウンドとなる考え方などに触れてきました。4日目では,実際のコミュニケーションを成功に導くために心得ておかなければならないことや,踏まえておかなければならない基礎的な知識などをお話したいと思います。

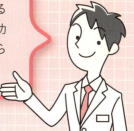

4日目-1

1 相手を理解しようと努力しよう

❶ 感情への着目

やはり,一番最初に押さえるべきことは,服薬ケアの基本中の基本である**感情への着目**です。薬剤師はとかく「情報」に意識がいきがちです。もちろん正確な情報をお伝えするのはとても大切なことではあるのですが,人の心は情報では動かないのです。ちょうど何かを知りたくて,それにピッタリ当たった情報を提供できれば喜んでいただけるとは思いますが,それは情報そのものに心が動いたのではなく,「今知りたいことを教えてもらえた」という気持ちが満たされて満足していただいたのだと思います。つまり,**ただ情報を渡せばよいわけではなく,「〜を知りたい」という相手の気持ちに応えなければいけない**ということなのです。これ一つとっても,「感情への着目」がいかに大切であるかは,おわかりいただけるのではないでしょうか。

❷ 相手を理解しようと常に努力せよ

人は自分の気持ちを誰かに理解してもらえるとうれしいものです。したがって,良好なコミュニケーションを目指すのであるならば,まず**相手の気持ちを理解しようと努力しましょ**う。薬剤師としてはどうしても「大切なことを伝えなければ」と思ってしまいがちですが,「伝えなければ」という思いが強ければ強いほど,その気持ちで自分の心がいっぱいになってしまって,相手の気持ちに意識がいかなくなってしまうものです。大切な話を受けとってもらいたいと思うのであるならば,**自分の気持ちを少しだけ押さえて,患者さんの気持ちに着目してください。**

❸ 薬剤師が自分の気持ちを患者さんにわかってもらう必要はない

私たち薬剤師とて人間です。気持ちが落ち込んでいることもあれば,疲れていることもあります。そんなときも,自分の気持ちではなく,相手の気持ちに意識を向けるように努力す

ることで，自分の感情に左右されることがなくなります。たとえば，混んでくると早口になり，患者さんをさっさと帰そうとしはじめる人など，薬剤師にもいろいろな人がいます。このような人たちも，きっと自分の気持ちに意識がいきすぎているのだと思います。私たちはプロです。**プロの対応をするにあたっては，自分の気持ちを患者さんにわかってもらう必要はないのです。**自分の気持ちではなく，患者さんの気持ちに敏感に対応できるのがプロの仕事です。ぜひ，相手の気持ちを理解しようと，常に努力することを怠らないようにしましょう。

❹相手の意見に同意できなくても「理解すること」はできる

私のセミナーや講義を受けてくださった方から，次のような相談を受けることがよくあります。「自分としては患者さんのためと思い，一生懸命やっているつもりだが，人によってはどうしてもその人の考え方や態度に共感できず，関心を寄せていくことができないことがある」というのです（p.115 Q&A13 も参照）。

また，立場や状況は異なりますが，「スタッフの中にどうしてもうまくいかない人がいる」という相談も多いですね。相手が患者さんであれ，スタッフであれ，基本的には同じことだと思います。わかりやすくいえば，「嫌いな人に対して親身になれない」ということですよね。

このあたりどう考えればよいかは，後述する「多様性」（p.28）のところでも触れていますが，まず相手を理解しようと努力してみてください。相手を理解するとは，「あなたがそのように感じるのだということがわかりました」ということであって，相手の意見になんでも同意することでありません。**相手の態度や考え方に自分とは合わないところがあったとしても，相手の気持ちを考え，相手がどのように感じるのかを理解しようとすることはできる**はずです。「嫌だ」というのは自分の気持ちです。自分の気持ちではなく，相手の気持ちにフォーカスして，相手が今どのような気持ちでいるのか，それを考えてみてください。相手を理解する，受け入れるというのは，そういうことです。医療のプロとして，誰にでも親身になって応対できるようになりたいものですね。

4日目-2

2 相手を好きになる

❶まずこちらから相手を好きになろう

人は誰でも，「自分のことを好きだ」と思ってくれる人には，心を開きやすいものだと思います。まず，相手を好きになりましょう。少なくともそのように努力してみましょう。もちろんこちらが好きになったからといって，必ず好きになってもらえるわけではありませんが，少なくとも，こちらが嫌っているのに向こうが好きになってくれることはありません。まずこちらから**相手を好きになる**ように努力してみましょう。

❷相手のよいところを見つける

そうはいっても，すぐに好きになれるわけではありません。そんなとき，「相手のよいところ」を見つけるようにしてみましょう。そして少しでもよいところが見つかったならば，

それを必ず口に出して相手に伝えましょう。服薬ケアでは，これを「褒める・認める」としてコミュニケーションのスキルの一つとして取り上げています（p.62「褒める・認める」参照）。

日本人は相手を褒めることが苦手な人が多いようです。しかし，私たちはプロとして，いつでも相手を褒めることができるようになりたいものです。これは普段練習しておかないと，なかなか難しいかもしれません。普段の会話の中で，意識して相手を褒める練習をしておきましょう。**相手のよいところを見つけ，それを口に出して伝えるように心がけていると，不思議と「嫌い」とか「苦手」という気持ちは小さくなってくるものです。**すぐに好きになることができるわけではありませんが，まず「嫌い」な気持ちを小さくしていく努力からはじめましょう。

❸ 目で見てわかるところを褒めよう！

さて，講演会やセミナーなどでこの話をすると，よく聞かれるのが，「よいところが見つからない」という悩みです。しかし，心から関心を寄せて患者さんをよく見てください。何か一つくらい見つけられませんか？　たとえば，いつも来る患者さんであれば，髪型が変わったのなら「素敵な髪型ですね」とか「夏らしくさっぱりしましたね」とか，男性ならネクタイの色を褒めるとか，何かいえると思います。患者さんをよく観察し，**最初は目で見てわかるところを褒めるようにしましょう。**

❹ 自分で選ぶことができないことは褒めない

ただし，自分で選ぶことができないことは褒めないのが無難です。たとえば，背が高いとか，スマートであるとか，そういうことを褒めるのはやめておきましょう。なぜなら，「スレンダーでいいな」と自分は思っても，相手はそれを嫌だと思って気にしているかもしれないからです。ことによると，こちらとしては一生懸命褒めたつもりなのに，嫌味に受けとられてしまうこともあります。そうならないために，着ている服とか，髪型とか，**自分の意志で決められるものを褒めるようにしましょう。**

❺ 心から褒める

このとき一つだけ注意があります。それは**心から褒める**ことです。おべっかはいけません。心の中ではそんなこと思ってもいないのに，口先だけで褒めたのではダメなのです。それは非言語で相手に伝わってしまいます。**必ず心の底から本気になって褒めるようにしましょう。**

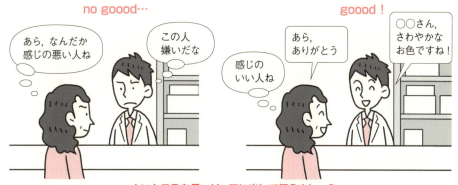

よいところを見つけ，口に出して伝えましょう

4日目-3

3 多様性を認める

前節では苦手な相手とうまくコミュニケーションをとるためには，相手のよいところを見つけるとよいというお話をしました。ここではもう一段深めて，「多様性を認める」という考え方をお話しましょう。

❶ 自分の常識と相手の常識は違う

世の中にはいろいろな人がいます。自分では常識だと思っていることも，他の人にとってはそうではないことが多いのです。自分の常識をそのまますべての人にあてはめようとしては，人間関係うまくいきません。**自分の常識と相手の常識は違うのだ**というところから，すべてをはじめましょう。人は多様なのです。多様性を認めましょう。

❷ 多様性を認められるようになるためには〜理解しようと努力する〜

たとえば，自分にとってみてどうしても「許せない人」「嫌いな人」がいたとします。不思議なもので，一度「この人嫌いだな」と思ってしまうと，相手のあらゆるところが嫌いに見えてきてしまいます。そんなときは「人は多様である」ということを思い出してください。世の中にはいろいろな人がいるのです。まずは「世の中にはそんな人もいるんだ」と思ってみましょう。それが「多様性を認める」スタートとなります。

そして，嫌う気持ちを少しだけ横に置いて，相手の気持ちに着目してみてください。すると，やがて「なるほど。この人は，こんなときにはこういうふうに思うのだな」と，相手の気持ちが少しだけわかってきます。これが**相手を理解しようと努力してみる**ことです。相手を肯定する必要はありません。「嫌い」という気持ちを無理やり抑える必要もありません。ただ相手の気持ちを理解しようと努めてみてください。

❸ 理解できれば気持ちは変わる

すると，それまで「あの人嫌い」と思っていた「嫌い」という感情が，少し薄まってくるはずです。「嫌い」という気持ちを，そのままの状態で何とか抑えようとしても，なかなか抑えられるものではありませんが，相手の気持ちがほんの少しでも理解できると，不思議と「嫌い」という気持ちが，少しだけ小さくなるのです。常に意識してこのように考えることを続けていると，だんだん「嫌い」という人は少なくなってきます。これはぜひ試してみてほしいと思います。

プロとして患者さんとの人間関係を築くにあたって，個人的な好き嫌いを持ち込んではいけないことは，誰でもわかっています。しかしそうはいっても，私たちも人間ですから，どうしても好き嫌いは出てきてしまいます。そんなときは，このように**「多様性を認める」**ということを意識して，**相手を理解しようと努力すると，嫌いな人は少なくなってくるはずで**す。ぜひやってみてください。

❹ わがままの言い訳にするな

「多様性を認める」のは，自分がプロとして患者さんの前に立つときに，どんな人でも受け入れることができるような自分になるために持つべき心構えです。ところがこれを，自分自

身が人と違うことを正当化するための言い訳として持ち出してくる人がいます。たとえば，職場の人間関係において「もっとこういう言い方をしたほうがよいのではないですか？」と上司や同僚からいわれたとして，「人は多様なんだからいいんだよ。私は私なんだよ」と多様性を言い訳にして自分を正当化しようとするような場合ですね。自分の行動を反省して，少しでも協調性を高めるべく努力するのではなく，「人は多様なのだ」と開き直ってしまうわけです。

しかしそれは間違っています。「多様性」という言葉を，自分自身のわがままを正当化するための言い訳につかってはいけません。あくまで，**自分とは違う価値観の人を受け入れるための考え方**として紹介しているものですから，わがままの言い訳にするのならば，それは間違っています。それだけは忘れないでください。

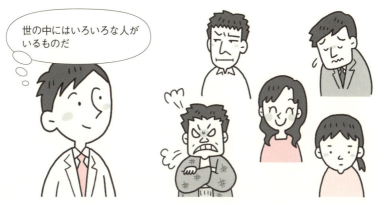

4日目-4

4 ブロッキング

❶ ブロッキングとは何か

ブロッキングとは，自分の思い込みや先入観で，相手の話をきちんと聞きとれていない状態のことをいいます。耳では聞いているのですが，心でブロックしてしまって，聞いてるのに認識していない状態のことです。このブロッキングは誰にでもあります。ブロッキングがない人はいません。まずこの**ブロッキングは誰にでもある**ということを理解してください。

❷ ブロッキングを起こさないために

ではそのブロッキングを起こさないようにするためには，どうしたらよいのでしょうか？そのためには，**自分がブロッキングを起こしていることに気付いて，自分の意志でブロッキングをはずす**ようにしてみてください。まずはブロッキングに気付けるようになること。そして気付くことができたら，すぐに「そうではない」と思い直して，ブロッキングをはずすことです。

長年服薬ケアを学んでいる人の中には，ほとんどブロッキングを起こさない人がいますが，それはもともと起こさないようになったというよりも，ブロッキングを起こすとすぐに「あれ，自分は今ブロッキングを起こしているかもしれない」と気付くことができるようになったということなのです。それができるようになれば，ブロッキングで困ることはほとん

どなくなります。まずはその状態を目指しましょう。

❸ 誰かに指摘されないとわからないこともある

ただ，最初から自力で「自分は今ブロッキングを起こしているな」と気付くことができる人は，実はあまりいません。なぜなら，**自分で「こうだ」と思い込んでいるわけですから，なかなか自分ではわからない**ものなのです。そういうときは，しっかりとした指導者がいる研修会などで，「今本当に相手の人はそういいましたか？」「それはブロッキングではないですか？」とブロッキングを指摘してもらわないと，気付くことができないことが多いのです。

私たちの服薬ケア研究会[1]では，『「頭の中をPOSにする！」ワーク（服薬指導の総合演習）』(p.102参照)や，『SP研修（模擬患者による応対練習）』(p.102参照)，『ロールプレイによる薬歴記載練習（服薬指導時にメモを取る練習）』(p.100参照)など，さまざまな演習を行っていますが，常にブロッキングには気をつけて，もしブロッキングが見受けられた場合には，指摘させていただいております。ぜひ一度ご参加ください。

❹ 気付いたらはずす。すぐに確認する

皆さんもぜひ，「もしかすると今ブロッキングを起こしているのではないかな？」と気付けるようになってください。そして気付いたのならばすぐに「いやいや，そうではない」とはずすことができるようになってください。そしてさらに，「あなたのおっしゃったことは○○でよろしいですか？」と**確認をする習慣**をつけてしまいましょう。そうすれば，もうブロッキングで悩むことはなくなります。

会話例〜ブロッキング

あるSP研修のときのことです。患者さんの設定は，「水泳をやり過ぎて肩をこわして痛み止めが処方されている」という設定でした。応対した薬剤師は，非常に丁寧に患者さんの様子を聞いていたのですが，最後に患者さんをがっかりさせてしまいました。

（温めたほうがよいかとか，動かしたほうがよいのかとか，いろいろお話したあと）
患者さん：やっぱりじっとしているより，動かしたほうがよいのね。
薬剤師：はい。そうですね。炎症を起こしていなければ，痛みがひどくならない程度に，少しづつ動かしたほうがよいですよ。肩の痛みには，水泳がよいらしいですよ！
患者さん：（不審な顔をして）はぁ？……。もういいや，ありがとう。早くお会計して！

どうやら，「四十肩，五十肩で肩が痛いほうには水泳がよい」という**思い込み**で，この人が水泳で肩をこわしたことが，耳に入っていなかったようでした。大きなブロッキングで，患者さんをがっかりさせてしまったようです。

---

[1] 服薬ケア研究会とは，服薬ケアを学ぶ仲間が集まって作った，非営利の学習団体。日本薬剤師研修センターの研修実施団体の認定を受け，全国で勉強会を開催しているほか，年に一度，学術大会を開催している。勉強会や入会のお問い合わせは，ホームページ http://www.fukuyaku.net/　まで。

4日目 良好なコミュニケーションのための心得と基礎知識 ■ 31

4日目-5

5 ブロッキングの類型

　ブロッキングに「気付いたらはずす」というのが基本ではあるのですが，どんなブロッキングを起こしやすいのかを学んでおくと，少しはヒントになると思いますので，よくあるパターンをいくつか取り上げてみましょう。

❶ リハーサル型のブロッキング

　　これは**薬剤師が最も起こしやすいブロッキング**です。

　皆さんは，お薬ができあがり，監査もすんで，これから服薬指導をしようとするときに，「どのように服薬指導をしようか」と考えてから患者さんをお呼びしますか？　もちろん，行き当たりばったりのはずした服薬指導を避けるためには，事前にいくつかのプロブレムを想定してから患者さんの前に立つほうがよいと思います。しかしそのときに，患者さんとのやりとり（会話の流れ）を，あまり細かく頭の中でリハーサルしてしまうと，それが大きなブロッキングのもとになりますから注意してください。

　事前に相手との会話の流れを，「まずこれを聞いて，その答えがこうだったら，次のこれを聞いて，そして今日はこの指導をしようかな」と，いうべきこと，聞くべきことを順番にリハーサルをしてしまうと，どうしても患者さんからリハーサル通りの答えをいただけることを期待してしまいます。ところがリハーサルした内容と全く違う，**思いもよらない答えをもらってしまった場合，頭の中が思考停止してしまって，そこから後は患者さんが何をいっていたのか上の空になってしまう**のです。これは典型的なブロッキングです。

　リハーサル型のブロッキングにはもう一つパターンがあります。それは，予想していた答えととてもよく似ているけど，ちょっとだけ違う答えをいただいた場合です。このようなときは，よく吟味もせずに**自分が予想していた答えで正しかったと勝手に決めつけてしまう**ことがあります。そして相手との会話が少しづつずれていって，結果的に「はずした服薬指導」になってしまうことがよくあるのです。これも典型的なブロッキングのパターンです。きっと「やったことがない」という人はいないはずですので，ぜひ気をつけていただきたいと思います。

❷ 見た目や先入観で相手を「こんな人だ」と決めつけてしまう

　　見た目や先入観で「この人はこんな人だ」と決めつけてしまうと，ブロッキングを起こしやすくなりますので気をつけましょう。また，見た目だけではありません。たとえば，普段は茶化したようなものの言い方しかしない患者さんがいたとします。いつもそうだと，その患者さんを先入観で「いつも茶化したような人である」と決めつけてしまうことがあります。すると，たまに真剣な話を切り出されても，逆にこちらがいつものとおり茶化したような受け応えしかできずに，相手をがっかりさせてしまうことがあるのです。これも起こしやすいブロッキングの一つです。

❸ 自分の興味や関心で話題を引っ張っていく

　　私自身も若いころよくやってしまったのが，この「**自分の興味や関心で，話題を引っ張っ**

ていってしまう」パターンです。自分の興味で話題を繰り出していますから，相手がちょっと違うことをいっても，自分の都合のよいような言葉に，頭の中で変換してしまうのです。これもブロッキングです。

　このパターンは最初は話が弾むので，端から見るとコミュニケーションがよくとれているように見えてしまいます。そして自分もそう思い込んでしまい，やがてブロッキングを起こしてしまうのです。話は弾むのですが，実際には意識が相手ではなく自分の興味や関心に偏ってしまっているので，そのやりとりの中で相手が重要なことを話してくれても，きちんと受けとることができないのです。そして**大切なことを聞き逃してしまう**のです。これも気をつけてください。

❹ 過去にあった自分の体験に引き写してしまう

　前のパターンと似ているのですが，単に自分が興味関心のある話というわけではなく，過去に自分が体験したことがあることだと，**相手の話を自分の体験に引き写してしまう**ことがあります。この場合，**表面上は相手の話に共感しているようでありながら，実際には過去の体験からくる自分の感情に共鳴しているだけ**（p.36 column「共感と共鳴」参照）なので，だんだん相手の気持ちから関心が離れていってしまいます。そして会話が進むにつれて，相手の話を聞けなくなってしまうのです。これはなかなか気がつくことができません。もし，「あ，自分と同じだ！」と思ったときは，意識して相手の話を丁寧に聞くようにして，**自分の感情を思い出すのではなく，相手の気持ちに関心を向ける**ようにしてください。

4日目-6

6　非言語の訴えを強く意識せよ！

　次にぜひ意識していただきたいことは，患者さんの**非言語の訴え**です。これは服薬ケアでは**非言語表現**ともよんでいます。これもとても大切なところであり，何度も出てきますので，ぜひしっかりと理解しておいてください。

❶ 言語と非言語によるコミュニケーション

　人と人のコミュニケーションには，言語によるコミュニケーションと非言語によるコミュニケーションの二種類があるといわれています。**言語コミュニケーションとは文字通り言葉によって伝えられる部分**のことです。**非言語コミュニケーションとは，言葉以外，つまり，顔の表情，身振り手振り，声のトーン，全体的な雰囲気，などによって伝えられる部分**をいいます。

❷ 非言語コミュニケーションの重要性

　この言語と非言語のコミュニケーションは，一説には言語2割，非言語8割ともいわれているように，非言語で伝わることのほうが圧倒的に多いことが知られています。患者さんの訴えの真意を読みとるためには，口でいっていることだけでなく，**非言語の訴えによくよく注意しないと，正しい意味を受けとることができません**。非言語コミュニケーションの重要性をしっかりと理解しましょう。

　仮に，何らかの理由で言語と非言語の訴えが食い違っていた場合には，言語ではなくて非

言語の訴えのほうを注意深く受けとるようにしましょう。そのような場合は，非言語のほうが患者さんの本音に近い場合が多いのです。なぜなら，非言語の訴えとは，基本的には患者さんの心の動きが，自然に体を通して外にあらわれてしまうものだからです。非言語にいつも注意を払ってください（下記column「言語と非言語が食い違ってしまう場合」参照）。

❸ **自分の非言語も相手に伝わっていることを忘れるな**

さて，ここでとても大切なことを一つお話しなければなりません。相手の非言語表現をよく観察して，患者さんの気持ちをできるだけ正しく受けとろうとする努力は，とても大切なことなのですが，同時に**自分自身も非言語を発していることを忘れてはならない**のです。心の中で相手を馬鹿にしたり，非難したりするような気持ちがみじんでもあると，それは相手に伝わり，あなたは「感じの悪い人」と思われてしまいます。そのためには，心の底から他者への感謝の心を持ち，愛に満ちた関心を注げるように，常に自らの心の在り方を振り返る習

column 言語と非言語が食い違ってしまう場合

たとえば急性疾患で処方せんをお持ちの患者さんが，言語では「大丈夫です」といっているのに，非言語ではかなり辛そうに見えるときがあります。そんなときは，「大丈夫」という言葉を鵜呑みにせずに，「大丈夫ではない」という判断が必要です。少し順番を変えてはやめにお薬の準備をしたり，それなりの対応が必要でしょう。

逆の場合もあります。言葉では「大変なのよ」「もう辛くて辛くて」といっているのに，なぜか表情は吹っ切れたようなところがあり，それほど深刻な感じではないときがあります。なぜかというと，人は本当に辛いときには，他人にそれを話すことができないことがあるのです。ところが，ある程度自分の中で気持ちに折り合いがついたあとだと，やっとそれを話すことができるようになるのです。このとき，まるで今辛いがごとく話をしてくださる方がいるのですね。そんなときは，お話がひと段落ついたところで「それはお辛かったですね。今はいかがですか？」と聞いてみてください。もしかすると「もう大丈夫よ。気持ちの整理がついたわ」と，おっしゃってくださるかもしれません。そのような場合は，「辛い」という言葉を真に受けて，プロブレムとして取り上げてしまってはいけないのです。

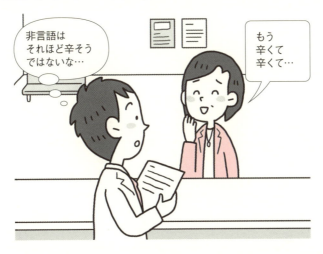

慣をつけましょう（p.115 Q&A12 参照）。

7 非言語の訴えをどうやって受けとるのか

　非言語の重要性をお話すると，必ず受ける質問があります。それは「どうやって非言語を見ればよいのですか？」「非言語が全くわからないのですが，どうすればよいですか？」というものです。そんなとき私はいつも次のようにお答えしています。

❶ 与える愛の念いで相手に関心を寄せる

　非言語というのは，心の在り方がそのまま外にあらわれてしまうことなので，「こうすればよい」「こうすれば見える」というノウハウがあるわけではありません。結局のところ，心の在り方を問われていることになります。皆さんは，人と会ったとき，「なんとなく優しそうな人」とか「なんかいい感じの人だったよ」という感じを受けませんか？これはみんな**相手の非言語が伝わってきている**のです。たとえば身近な人が「怒っているな」というのは，なんとなくわかりますよね。これも非言語の訴えを感じているのです。強いて言えば，ご家族や同僚などいつも一緒にいる人ならわかりやすいけど，親しい間柄ではない患者さんの場合，非言語は読みとりにくいということがあるかもしれません。

　ではどうすればよいのかというと，結局，**相手に深い関心を寄せて，相手をよく見ること**しかありません。服薬ケアの基本姿勢ですね。非言語が読みとれるかどうかというのは，相手に対して本当に関心があるのか，それとも自分のことにしか関心がないのか，その差だと思います。ぜひ，愛情深く，相手に関心を寄せてください。そうすれば必ず非言語の訴えがわかるようになります。

❷ 相手の視線の強さを見る

　それでも何もヒントがないと困ってしまうと思います。非言語を受けとりたいときは，まず相手の目を見ましょう。それも**視線の強さ**を意識してみてください。そのとき心の中では，「この人は今どんな気持ちなんだろうか？」と相手に関心を寄せてください。そして，相手の視線の強さが話の進み具合につれてどのように変化するのか，それを見ていくようにすると，相手の心の動きがわかってきます。ぜひ意識してみてください。

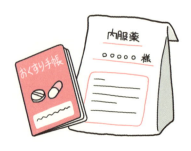

4日目まとめ

- 「感情への着目」が何より大切です。
- 相手を理解する，受け入れるというのは，相手の態度や考え方に自分とは合わないところがあったとしても，相手の気持ちを考え，相手がどのように感じるのかを理解しようとすることです。
- 「自分の常識と相手の常識は違うのだ」というところから，すべてをはじめましょう。人は多様なのです。多様性を受け入れましょう。
- ブロッキングを起こさないためには，「自分がブロッキングを起こしていることに気付いて，自分の意志でブロッキングをはずす」ことです。
- ブロッキングには，①リハーサル型，②見た目や先入観で決めつけてしまう，③自分の興味や関心で話題を引っ張っていく，④過去にあった自分の体験に引き写してしまう，などのパターンがあります。
- 非言語の訴えを強く意識しましょう。そして自分の非言語も相手に伝わっていることを忘れてはいけません。

column　共感と共鳴

　「共感」や「共鳴」という言葉は，「傾聴」や「承認」などとともに，どのコミュニケーション理論でもよく聞かれる言葉だと思います。

　服薬ケアにおいては**「共感」**とは，**「相手の気持ちをありのままに受けとり，相手の辛さやうれしさが，まるで自分のことのように感じられること」**であり，**「心がジーンとしてくるような状態」**をいいます。それに対して**「共鳴」**とは，**「相手の気持ちを聞いて起きてきた自分の気持ちに心が揺れている状態」**をいいます。相手の気持ちに深く同感していたとしても，あくまで心が動いているのは「自分の気持ち」に対してですので，相手の気持ちをありのままに受けとっている「共感」とは，根本的に違います。

　よく「共感の言葉を述べる」というような言い方もされますが，**本当に「共感」できた状態で述べる言葉と，表面的に口先だけで述べた言葉，あるいは「共鳴」しているだけの言葉とは全く違うというのが，服薬ケアの立場です。**たとえば，何か大変な状況に巻き込まれた人から話を聞いて「かわいそう！」と思って「大変でしたね～」といったとします。「かわいそう」というのは自分の感情ですので，これは「共鳴」しているだけであり，「共感」の言葉ではありません。このようなときは「きっとお辛いことと思いますが，そのときどんなお気持ちでしたか？」と相手の気持ちを聞いてから，相手の返事を丁寧に繰り返したほうが，素直に「共感」できると思います。さらにこのとき，心がジーンとして，相手の気持ちをまるで自分のことのように「辛いなぁ」と思えたならば，素直に「辛いですねぇ」と伝えるのが「共感」の言葉になります。

コミュニケーション実践技法 〈質問〉

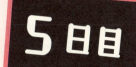

5日目

さて、いよいよ、服薬ケアコミュニケーションの実践技法を学んでまいりましょう。コミュニケーションを学んだことがある方なら、聞いたことがあるお話から、もしかすると聞いたことがないようなお話まで出てくると思います。すべて、服薬ケア実践の中でブラッシュアップされてきた技法ばかりですので、たとえ「聞いたことがある」と思っても、「こんなこと知っている」と読み飛ばしてしまわずに、できるだけ素直な気持ちで学び直してみてください。

5日目-1

1 質問

最初に学ぶのは質問です。質問とは、ただ聞けばよいというわけではないのです。その目的や使い分けなどについて、しっかりと学んでください。

❶ 質問の目的

a. 情報を得るための質問

質問の第一の目的は、情報を得るための質問です。これはもう説明の必要もないものだと思います。当然のことながら、この「情報を得るための質問」において最も大切なことは、「正しい答えをもらえるような質問のしかた」ということになります。**自分が聞きたいことをただそのまま聞けばよいというわけではなく、「相手が答えたくなるような聞き方」**をする必要があります。

b. 相手の気持ちに何らかの変化を促すことを期待する質問

質問のもう一つの目的に、「相手の気持ちに何らかの変化を促すことを期待する」という目的があります。形式的には質問なのですが、実際には何かを知りたいから聞いているわけではなくて、相手の気持ちに影響を与えるために質問の形を借りているのです。服薬ケアではどちらかというと、こちらのほうが重要かもしれません。

これは、質問をすることにより**相手にその問題についてよく考えてもらい、進むべき方向を自らの意志で決めてもらうための質問**といえるでしょう。

❷ やってはいけない質問

最初に、やってはいけない質問について触れておきます。これは、実際にはたくさんの薬剤師の皆さんがやってしまっていることです。まずこれをやらないように強く意識してくだ

さい。それだけで半分以上成功したといっても構わないくらいです。

a. 薬歴を埋めるための質問をしない

　最も多く見受けられる「やってはいけない質問」は、「聞いた答えを薬歴に書くためだけにしているような質問」です。これはとても多いですね。これは、**聞かれる側の気持ちになって考えてみれば、**やめたほうがよいことはおわかりいただけると思います。相手から質問されてこちらは一生懸命答えたのに、相手は「そうですか」と薬歴に書き込むだけで、そのまま何もなかったかのように違う話に移っていく…。これは聞かれる患者さんにとっては、非常に不愉快なものです。このような質問は決してしないでください。

b. いただいた答えに対して何もコメントがない

　そして、こちらからの質問に答えていただいたなら、その答えに対して必ず何かコメントをつけましょう。聞くだけ聞いておいて「そうですか。わかりました」だけでは、患者さんに対して失礼だと思います。それもできることならば、薬剤師らしいコメントがつけられるとよりよいですね。「こうこうこういう心配があるのでお聞きしたのですが、それなら大丈夫ですね。安心してお飲みください」というような感じで、**何か薬剤師らしいコメントをつけるように努力しましょう。**

　ただそうはいっても、質問によっては、薬剤師らしいコメントがなかなかつけられないこともあります。そういう場合はせめて**「お話くださって、ありがとうございます」**と、**お礼の言葉を述べる**ようにしましょう。それだけでも患者さんの受ける感じはだいぶ違うと思います。

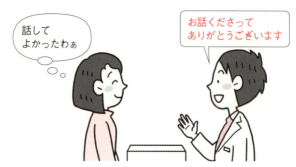

c. 根掘り葉掘り感を持たせない

　薬剤師としては、聞かなければならない大切な質問がたくさんあります。このとき患者さんに、「根掘り葉掘り聞かれている」という感じを持たせないように気をつけましょう。これを私は**根掘り葉掘り感**とよんでいます。患者さんに根掘り葉掘り感を持たれないように、うまく質問してください。

　では、根掘り葉掘り感を持たせないようにうまく質問をするにはどうしたらよいのでしょうか。詳しくは後述する「成功の秘訣」をしっかりと身につけていただくしかないのですが、要点だけ述べるとするならば、**質問に答えることを嫌なことだと思わせないこと**に尽きると思います。常に患者さんのほうから答えたくなる雰囲気作りを心がけ、そしてこちらの質問に「答えたほうが自分のためになる」と思っていただくようにすることを意識してください。

d. 行き当たりばったり，思いつきの質問をしない

「やってはいけない質問」は，まだあります。患者さんとお話しているときに，その中で出てきた話題や言葉から思いついたことや，直感的に連想されることを思いついたままに質問することは，やってはいけません。これは**行き当たりばったりの質問**あるいは**思いつきの質問**とよんでいて，服薬ケアでは最も避けなければならない質問とされています。もちろんそこから大切な情報が引き出せることもあるので，「思いつき」がいけないといっているわけではありません。そうではなくて，何かに気付いたとしても，思いついたままに，深く考えることなくサッと口に出してしまうことはやめましょうということなのです。

実は，これは質問のしかたの問題ではなくて，プロブレムを見つけていくための，problem oriented な思考力が身についているかどうかという問題なのです。**アセスメント力があるかどうかの問題**といってもよいでしょう。ですから，「そういう質問はしない」と覚えて質問することを我慢するのではなくて，逆に何か思いついたら，「瞬時に考えることができるようになる」ことを意識してください。

詳しくは後述いたしますが，ポイントとしては，**何か思いついたのなら，口に出す前に「なぜその質問をするのか？」「その事実を知ると何がわかるのか？」をよく考えてみること**です。ただし，よく考えるといってものんびり考えている暇はありません。瞬間的にパッと考えなくてはなりません。実際にできるようになるには，ある程度の思考訓練が必要です。このあたりは，9日目 POS 的思考回路をつくろう！〈頭の中を POS にする〉(p.75〜)で詳しく学びますので，楽しみにしていてください。

e. 相手の答えにくい聞き方はしない

次の「やってはいけない質問」は，相手が答えにくい聞き方をしている質問です。これは，聞かれる側の気持ちを少しだけ配慮することができれば，避けることができると思います。これも**感情への着目**ですね。

一番わかりやすいのは，なんだか責められているような，叱られているような形になってしまう状態です。たとえば，「お薬飲んでいないんですか？」と聞いてしまったのでは，患者さんは「いや，ちゃんと飲んでるよ」と答えるかもしれません。しかし「お薬が余ってしまって困っていませんか？」と聞くと，「そうなんだよ。実は困っているんだよ」となるかもしれません。**常に患者さんの側に立ち，「困っていませんか？」「お手伝いできることはありませんか？」というスタンスで聞くようにしましょう。**

質問の目的は大きく2つあります

①情報を得るための質問
②相手の気持に何らかの変化を促すことを期待する質問

5日目-2

2 質問を成功させる秘訣

❶ 情報を得るための質問での成功の秘訣

さてそれでは，情報を得るための質問が成功するための秘訣をまとめておきましょう。

a. なぜその質問をしたいのか理由を述べる

まず最初にいえることは，なぜその質問をしたいのかその理由を述べることです。質問される患者さんには，「何のためにその質問に答えなければいけないのか」がわからないことが多いのです。特に薬の飲み合わせや副作用のチェックなどは，知識がなければなぜ聞かれているのかわかりません。なぜ聞かれるのかが理解できていないと，患者さんは積極的に答えようとはしてくれません。質問するたびに，面倒がらずにその理由を述べるようにしましょう。

b. 答えたほうが有利であると思ってもらう

もう一つの観点としては，「**答えたほうが自分にとって有利である**」と思ってもらうことです。自分の置かれている状況をできるだけ正確に伝えたほうが，自分の利益や安全につながるという認識ができていれば，きっとこちらから聞かなくてもお話くださるでしょう。そして聞かれたことに対しても何とか伝えようとしてくださるはずです。一つひとつの質問の理由だけでなく，薬剤師として何をしようとしているのかを，事あるごとにお伝えするようにしていきましょう。ポスターを掲示するのもよいと思います。そして何より，「**薬剤師がいてよかった**」というような経験をしていただくことですね。たとえば重複投与を問い合わせで防いだ場合などは，その意義を面倒がらずに丁寧にお伝えしましょう。

これは信頼関係の問題でもありますし，「医薬分業」の意義をどれだけご理解いただいているのかという問題でもあります。一足飛びにはいきませんが，日々ご理解いただけるよう努力を続けましょう。

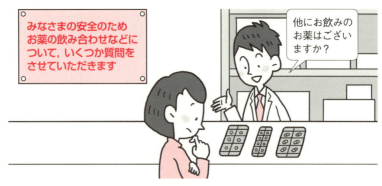

❷ 相手に影響を与えるための質問での成功の秘訣

次に相手に影響を与えるための質問が成功するための秘訣です。

a. 相手の気持ちを瞬時に理解する

このとき絶対に必要なことは，**相手の気持ちをできるだけ正しく受けとる**ことです。それも瞬時に，パッと理解しなければなりません。相手の気持ちに合わせて質問の流れや方向性

を組み立てていきますので，これがわからないとどうしようもありません。まずは感情へ着目して，相手の今の気持ちを受けとってください。少なくとも，うれしいのか，落ち込んでいるのか，ポジティブなのか，ネガティブなのか，そのくらいは受けとれるようになりましょう。

b.　相手の思考をたどってみる

　次に相手の思考をたどってみることです。いつも一緒にいる身近な人の場合は，相手がどんな考え方をするのかわかると思いますが，患者さんは身近でよく知っている人ではないと思いますので，その場合は，ごく普通に「こういうときはこのように考えるのではないか」という思考回路を想像してみます。そしてその思考の流れに合わせて質問をすることになります。

c.　相手にいってもらいたい言葉を想定する

　さらに，**相手にいってもらいたい言葉を想定**します。たとえば，お薬をきちんと飲めない患者さんに，最終的にいってもらいたい言葉は，「わかった，ちゃんと飲むよ」ですよね。あるいは薬識ケアである薬の重要性をご理解いただきたい場合のいってもらいたい言葉は，「そうか，今の自分にはこの薬が一番大事なんだな」でもよいですし，「わかった。これだけは飲み忘れないようにしないといけないね」でもよいかもしれません。

d.　その言葉を答えたくなるような質問を考える

　そして，実際にどんな質問をするのかといえば，**いってもらいたい言葉が答えとして返ってくるような質問**ということになります。たとえば先ほどの例で，「わかった，ちゃんと飲むよ」といっていただきたい場合には，さまざまにお薬の話をしてきて，「どうですか？このお薬，飲めそうですか？」と聞いてもよいでしょう。また，「そうか，今の自分にはこの薬が一番大事なんだな」という答えをいただきたい場合は，「このお薬に対するお気持ち，少しは変わりましたか？」でもよいですし，「いろいろお話を聞いていただきましたが，今，このお薬について，どのように感じていらっしゃいますか？」と気持ちを聞いてもよいでしょう。

　当然ながら，相手の気持ちが変わってきたのを見計らって聞かないといけません。「次にこの質問をする」というように，質問だけを覚えても意味がないのです。最後の最後に，自分で「こうするよ」と述べていただくことで，その後の行動への動機づけを強く促すのが目的ですから，気持ちができていないのに無理やりそういわせても，効果はありません。つまり，**成功するためには，「感情への着目」と「相手の非言語を常に注意深く受けとること」が大前提**となります。

e.　常に相手の気持ちに意識を向ける

　これはいうまでもないことかもしれませんが，自分のいいたいことだけを一方的に言い募ったのではダメなんですね。それでは絶対にうまくいきません。結局，常に相手の気持ちに意識を向けていないと，成功しないということです。**相手のその時その時の気持ちを丁寧に聞きながら，少しづつ好ましい方向へ相手の気持ちを近づけていくようにしましょう。**

f.　たくさんの質問を思いつけるかどうか

　さて，これがうまくできるようになるためには，そのような質問をたくさん思いつけるかどうかが，重要なポイントになります。肝心な質問が思いつかなかったのならば，何もできませんからね。そのためには，常日頃から**「相手にいってもらいたい言葉」**を想像しながら，

「その答えを導き出す質問」を考え続けていなければなりません。その場で急に思いつくものではないからです。この日常的なほんの少しの努力を続けているかどうかが，コミュニケーションが上達するかどうかの違いになりますので，ぜひ頑張って，いろいろ考えてみてください。

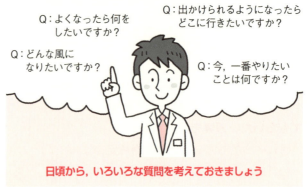

5日目-3

3 質問の使い分け

コミュニケーションを勉強したことがある人ならば，質問には「閉じた質問」と「開いた質問」があるということをご存じかもしれません。これは，誤解している方も多いので，それぞれの特徴をよく理解して，場面に応じて使い分けることができるようになってください。

❶ 閉じた質問

閉じた質問とは，イエスやノーで答えられたり，あるいは一言で答えられてしまう質問をいいます。答えたところで会話がその先に広がっていかない，つまり会話が閉じてしまうので，閉じた質問というのです。

たとえば，

「おタバコは吸われますか」→「いいえ」とか，

「何色が好きですか？」→「赤です」というような質問を閉じた質問といいます。

閉じた質問は，事実関係をきっちりと確認したい場合や，物事をはっきりさせたい場合にとても有効です。逆に相手の気持ちを聞き出したいときや，本音を探りたいときなどには不向きです。また，答える側が面倒なやりとりを嫌がる気持ちがある場合には，事実とは違う答えが返ってくることがあります（p.15「患者さんのお話は必ず正確とは限らないことを忘れない」参照）。

❷ 開いた質問

開いた質問とは，その質問の先の会話がいろいろな方向へ開いている質問をいいます。たとえば「前回から新しいお薬になりましたが，お薬飲んでみていかがでしたか？」とか，「今，どんなお気持ちですか？」のような質問です。

開いた質問は，患者さんの本音や，今一番気になっていることを知ることができるという大きな特徴があります。なぜなら，開いた質問に答えるにあたって，自分の心の中を一度振り返ってみる必要があるからです。そのため，そのときに心を占めていること，つまり今一

番気になっていることを，つい口に出していってしまうという特徴があるのです。

❸ どうやって使い分けるか

　　基本的には，**情報収集するにあたっては閉じた質問が多用される**はずです。ただし，物事をさらに深く掘り下げて聞いていきたいときには，要所要所で開いた質問をしてください。すると一段深いところの本音や，本当はどうだったのかが聞けるようになります。

　　質問される側でも，開いた質問をいきなりされると答えにくいことがありますので，いきなり開いた質問をしないようにしましょう。もし患者さんが答えにくいようであれば，すぐ

---

column　やってはいけない「限定質問」

　開いた質問を自分自身ではしているつもりなのに，実際は閉じてしまっていることがよくあります。本人はあまり意識せずにやっているので，注意が必要です。たとえば，

　薬剤師：何か気になることはございますか？

と聞いたとします。開いた質問ですね。ここで患者さんがすぐに答えてくだされればよいのですが，ちょっと間があった場合，薬剤師のほうが我慢できずに，

　薬剤師：たとえば，副作用のこととか…

と言葉を続けてしまうと，これは閉じた質問と同じ状態になってしまいます。

　このように，**いったん開いた質問をした後に，その内容に限定をかけてしまう質問を，服薬ケアでは「限定質問」とよんでおり，これはやってはいけない質問**となります。この場合，実際には他のことで気になることがあったとしても，それが副作用に関してでなければ「いいえ」という答えが返ってきます。これは，開いた質問の前に

　薬剤師：副作用など，何か気になることはございますか？

と，限定をつけてしまう場合も同じです。これも自分では開いたつもりでも，患者さからは，頭につけた「副作用」のことに限定した答えが返ってきますので，注意が必要です。

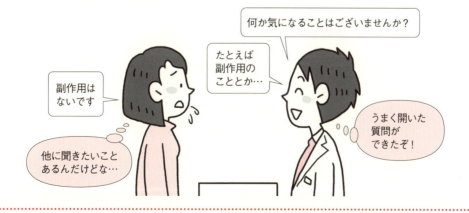

にお詫びして，質問をし直す配慮も必要だと思います。

❹ 開いた質問がよいというわけではない

もしあなたが，「開いた質問がよい質問で，閉じた質問は悪い質問である」「できるだけ質問は開いた質問にしなければいけない」と覚えているならば，それは間違いですので気をつけてください。先ほども述べましたが，正確に情報収集するためには，閉じた質問のほうが圧倒的に多く使われるはずです。開いた質問では答えにくいこともありますし，開いた質問ばかりだと，話しているご本人も思いもよらない方向へ話が流れていってしまう危険性もあります。とにかく大切なのは，**それぞれの質問の特徴をよく理解して，適切に使い分けること**です。無意識に，聞きたいことをただそのまま聞くのではなく，常に「どのような聞き方をするとよいか」を考えながら，使い分けていただきたいと思います。

5日目まとめ

- ❖ 情報を得るための質問では，「なぜその質問をしたいのかその理由」を明確にし，「答えたほうが有利だ」と思ってもらうことが大切です。
- ❖ 相手に影響を与えるための質問では，相手にいってもらいたい言葉を想定し，それを答えたくなるような質問を考えます。
- ❖ 閉じた質問は，事実関係をきっちりと確認したい場合や，物事をはっきりさせたい場合にとても有効です。
- ❖ 開いた質問は，患者さんの本音や，今一番気になっていることを知ることができます。
- ❖ 質問は，それぞれの特徴をよく理解して，場面に応じて使い分けることが重要です。

会話例～外堀を埋める

服薬ケアの質問技法の中に，「外堀を埋める」というものがあります。これは，正しい情報を引き出したいときに，いきなり本命の質問をするのではなく，周辺事実を閉じた質問で聞いていって，最後に一番大事なところを聞く（通常開いた質問が多いが，閉じた質問で聞けるときもある）質問の仕方をいいます。これは，**以前に聞いた事実が，非言語などの確認により，「どうも違うようだな」と思われたとき，正しい情報を引き出すために用います。**

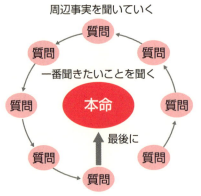

たとえば，
　（事前に「お薬はすべてきちんと飲んでいる。余っている薬はない」とお話を伺っていた患者さんですが，なんとなく非言語に違和感がありました。そこで…）

薬剤師：こちらの新しいお薬，飲んでみていかがでしたか？
患者さん：う〜ん。これは強い薬なの？
薬剤師：どうしてそう思われるのですか？
患者さん：いや，なんだかこの薬飲むとその後しばらく気分が悪いような気がするんだよ
薬剤師：この薬を飲んだあと，しばらく気分が悪いような気がされるんですね？
患者さん：そうなんだよ
薬剤師：それは心配ですね。飲んだ後はいつもそうですか
患者さん：そうだね。いつもそうだったね
薬剤師：そうですか。今でもそうですか？
患者さん：いや…，毎回気分が悪いんで，心配だから飲むの止めちゃったんだよね
薬剤師：そうですか。それがよいと思います
患者さん：でしょ〜！
薬剤師：2週間前にはじめて処方されていますが，気分が悪くなったのは最初からですか？　それともしばらく飲んでからだんだん気分が悪くなるようになりましたか？
患者さん：最初に飲んだときからそうだった！
薬剤師：飲むの止めるまでに，何回くらいお飲みになりましたか？
患者さん：3回くらいは飲んだよ
薬剤師：1日2回のお薬ですから，飲んだのは，最初の2日くらいということですね？
患者さん：うん。そういうことになるね
薬剤師：そのことは今日先生にお話しになりましたか？
患者さん：いや…。先生忙しくてさ。言いそびれちゃった
薬剤師：朝夕は，他にもお薬がありますが，飲んでいないのは新しいお薬だけですか？
患者さん：いや，なんだか不安になっちゃってね。実は他のも飲んでいないんだよ

　やっぱり飲み残しが大量にありそうですね。
　非言語から事実とは違うのではないかと予想がついたとしても「本当にそうですか？」と問い詰めるように聞いても，答えはノーだと思います。しかし，周辺の事実を丁寧に聴いていって，最後に本命の聞きたいことを聞くと，この例のように，本当の答えを聞くことができることが多くなります。ぜひやってみてください。

column　開　示

　丁寧な応対で，今までお話くださらなかったことをはじめて明かしてくださることを，服薬ケアでは「開示」とよんでいます。外堀を埋める技法(p.44 会話例「外堀を埋める」参照)もそのためのスキルの一つです。患者さんとのやりとりの中で，どれだけ開示していただけるか，つまり**どれだけ正しい情報を教えていただけるかが，薬剤師としての実力を示す**ことになります。もちろん，無理矢理聞き出そうとしてはいけません。**確固たる信頼関係を構築し，患者さんが自ら話したくなるように，会話の流れを組み立ててください。**

コミュニケーション実践技法
〈効果的な会話のために〉

6日目

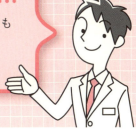

服薬ケアコミュニケーションの実践技法，まだまだあります。ここでは，最も大切な「繰り返し」から，「要約」「強調」「確認」を学びます。

6日目-1

1 繰り返し

繰り返しは非常に重要です。患者さんとの会話を成り立たせ，患者さんとの関係をうまく作るためには，繰り返しがうまくできるということが最初の条件といってもよいくらいです。私のこれまでの経験では，コミュニケーション技法をうまく使いこなすことができる人は，もれなく繰り返しがうまいということがいえます。したがって，まず，繰り返しの練習を十分にするとよいでしょう。

❶ 繰り返しのやり方

繰り返しとは，相手の感情が強くあらわれた言葉が見つかったら，それをそのまま繰り返して相手に返すことをいいます。

たとえば，

患者さん：「今朝から頭が**痛くて痛くて**たまらないのよ〜！」（下線部が強調されている）

という患者さんの訴えがあったら，それをまったくそのままに，

薬剤師：「今朝から頭が**痛くて痛くて**たまらないんですね！」

と返すようにします。

慣れていないと不自然になってしまったり，リズムをくずしてしまい，相手の話の腰を折ってしまうこともありますが，練習していくとやがて違和感なくできるようになります。そうすると会話が弾み，もう一段深く会話による心の交流ができるようになるのです。違和感なく繰り返すことができるようになるまで練習を重ねてください。

❷ 成功するコツ

繰り返しにおける成功のコツは，できるだけ相手のいった通りに返すことです。言葉を言い換えたりせず，相手のいった通り，まったく同じ言葉で返すようにしましょう。強調しているところは特に大切です。できるだけ同じようにこちらも強調し，声の高さ，強さ，抑揚，早さ，そして身振り手振りや表情まで，とにかくできる限り同じように返すようにして

ください。

　もう一つのコツとしては，**できる限り大げさに返すこと**です。自分では少し大げさすぎるくらいに返すようにすると，相手からみて大体ちょうどよいくらいだと思います。

　また，**慣れないうちは話の終わりの言葉をすべて繰り返すようにするとよいでしょう**。本当は，「感情が強くあらわれた言葉」を繰り返すのが最も効果的なのですが，最初のうちは繰り返す場所を探すのではなく，相づち代わりに，最後の言葉をそのまま繰り返すとよいと思います。それができるようになると，会話のリズムをうまくつかむことができるようになります。

❸ 繰り返しによる効果

　繰り返しには，さまざまな効果があります。これらの効果をよく理解して，繰り返しを効果的に使いこなすことができるようになってください。

a. 会話が弾む

　まず最初にあげられる効果としては，会話のリズムがよくなるので，**会話が弾む**ようになります。わかりやすい効果としてはこれが一番だと思います。その結果，短時間で会話による心の交流がしっかりと確立できるようになります。お互いの心の交流がしっかりとできている状態のことを，「リレーション」とか「ラポール」とかいいますが，これが短時間に達成できるようになります。この会話による心の交流がしっかりできる状態にいかに早く到達できるかが，プロとしての会話力の源泉ともいえますので，ここはぜひしっかりと練習してほしいと思います。

b. 強い満足感

　そして，繰り返しが相手の気持ちにぴったりとはまると，相手に**「自分の話をわかってもらえた」という強い満足感**を与えることができます。この「自分のことをわかってもらえた」「話を聞いてもらえた」という満足感は，コミュニケーションを質高く成功させるために，大変大きな効果をもたらします。

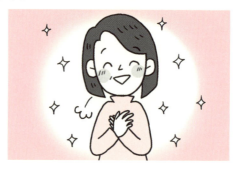

c. うなずき効果

　さらに，このような強い満足感が得られると，相手は必ず「そうなんです！」という深いうなずきを返してくれるはずです。このうなずきそのものにも大きな効果があります。

　人の心のもつ特性として，**人は何度もうなずくと，だんだん気持ちが前向きになってくる**という特性があるのです。そのため，「はい」と答えられるような前向きの質問をたくさん用意して，何度もうなずいていただくように話を組み立てていくと，どんどん気持ちが前向き

になっていきます。そして気持ちが十分前向きになってきたところで、「やってみませんか？」と、一番大切な行動変容への一押しをすると、行動変容へ至りやすくなります。

　このような効果をうなずき効果とよんでいます。この「うなずき効果」はとてもよく効きますので、ぜひ自由自在に使いこなせるようになりたいものです。「うなずき効果」をうまく使いこなすために必要なことは、「前向きな質問をたくさん思いつける」ことです。リズムよく質問を繰り出す必要がありますので、途切れてしまってはいけません。これも日頃から意識して質問を考えておかないと、その場になってたくさんの質問を矢継ぎ早に思いつくというのは、なかなかできることではありません。質問すれば、必ず前向きな気持ちでうなずくことができる質問を、いつも考えておくようにしましょう。

会話例〜うなずき効果を用いた行動変容へのアプローチ

　うなずき効果を用いた行動変容へのアプローチは、形式的には「外堀を埋める質問技法」（p.44 会話例「外堀を埋める」参照）と同じような形になります。ただ、**目的がうなずいてもらうことなので、ある意味答えがわかり切ったことを聞けばよいので、少しだけハードルが低いかもしれません。**

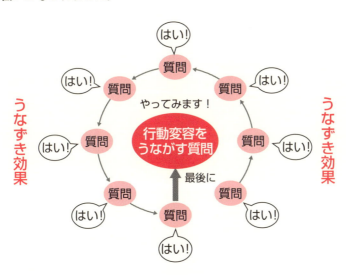

（糖尿病を指摘されたにもかかわらず、お薬をきちんと飲めずにいる患者さん）
薬剤師：糖尿病については入院中にいろいろ学ばれましたよね？
患者さん：うん。いろいろ勉強させられたね
薬剤師：合併症の話などいろいろ聞かれたと思いますが、あんなふうにはなりたくないですよね？
患者さん：うん。そうだね（うなずく）
薬剤師：目が見えなくなったりはしたくないですよね
患者さん：そうだよね（うなずく）
薬剤師：歩けなくなったり、ひどい場合には、足を切断なんてこともあるみたいですが、そうはなりたくないですよね？
患者さん：そうだよ！そんなふうにはなりたくないね！（強くうなずく）
薬剤師：失礼ですけど、お子様は今おいくつですか？
患者さん：中学2年と小学6年。男の子二人だけど

薬　剤　師：お子様たちの将来楽しみですね
患者さん：(ニコニコしながら) うん (強くうなずく)
薬　剤　師：これから受験とか学費とかまだしばらく大変ですね。お父さん頑張らないと
患者さん：そうなんだよね (うなずく)
薬　剤　師：病気で働けないとかでは困りますよね？
患者さん：そうだよね～！ (強くうなずく)
薬　剤　師：男の子だと，大きくなって一緒にお酒飲みに行ったりするのも，素敵ですね
患者さん：そうだね。**楽しみだねぇ** (大きくうなずく)
薬　剤　師：下のお子様が社会人になるまで，まだ10年くらいありますね。今きちんと血糖のコントロールをしておかないと，一緒にお酒を飲むこともできませんよ
患者さん：**そうだよね** (うなずく) ちゃんと病気を治しておかないと…
薬　剤　師：お子様のためにも，お子様たちとの楽しい未来のひと時のためにも，きちんと糖尿病の管理をしていかないといけませんね
患者さん：**ホントだねぇ**…(深くうなずきながら)
薬　剤　師：どうですか？お薬きちんと飲んでみませんか？
患者さん：そうだね。**ちゃんと飲んでみるよ！** どうもありがとう！

　どうやら，きちんとお薬を飲む気になってくれたみたいです。こんなふうに使ってみてください。

6日目-2

2 要約

　要約とは，相手の話が一定のところまで進んだときに，それまでに自分が聞いた内容をかいつまんで相手に返すことです。文字通り「要約」ですね。これは，会話の流れを中断してこちらの話を挟むことになりますので，繰り返しより少し難しいかもしれません。

❶ どこで要約するとよいのか

a. 話が少し長くなってきたと感じたら

　患者さんの話が少し長くなってきたなと感じたら，要約してみましょう。そのときは，「今お伺いしたことは…」などときちんと断ってから言葉を挟んでください。**相手の話の腰を折らないように，うまく要約を挟み込むことが重要**です。

b. 話が違う方向へ流れていきそうなとき

　話の内容がだんだん違う方向へ流れていきそうだなと感じたら，一度要約を入れるとよいと思います。特におしゃべりな人ほど，しゃべっているうちに話題がだんだんずれていってしまうことがあります。要約して返すことにより，**何の話をしていたのかご本人にも思い出してもらう**ことができます。話が長い人への対応としても重要ですね。

c. 自分が受けとった内容が間違いないか確認したいとき

　これまで自分が受けとった内容が間違いないかどうか確認したいときは，話の途中であっても一度要約して相手に返し，確認してもらいましょう。この過程は，プロブレムを絞っていくときや，プロブレムを確定するときなどに，とても重要です。そしてもし少しでも違っていた場合には，何度か聞き直して確認を繰り返しながら，正しく修正していきます。この

過程をフィッティング(p.56 column 参照)とよんでいます。

d. さらに深く掘り下げをしたいとき

　一定のテーマに着目はしたのだけれど，まだプロブレムの中心がハッキリしない場合，その背後にある本当の感情を聞き出すことにより，真のプロブレムが見えてくることがあります。これを**感情の明確化**とよびます。また，お聞きした事実をさらに具体的に明らかにしていくことを，**事実の明確化**とよびます。これらの明確化をするために，着目点についてさらに深く聞いていくことを**掘り下げ**とよんでいます。

　このどれもが，服薬ケアらしい効果的な服薬指導を組み立てていく際に，非常に有効な手段となります。この掘り下げをする直前に，一度これまでに聞いてきた内容を要約して返すようにすると，患者さん自身も自分の気持ちの再確認になり，自分の感情を掘り下げることができるようになります。つまり，**掘り下げが成功するために要約をうまく活用する必要が**あるのです。これも覚えておいてください。

❷ 要約による効果

　要約も繰り返しと同様にさまざまな効果があります。どんな効果が期待できるのかしっかりと理解をして，効果的に用いましょう。

a. 「わかってもらえた」という強い満足感

　繰り返しと要約の違いは，その都度返すのか，ある程度話がまとまってから返すのかの違いだけですので，「わかってもらえた」という満足感は，繰り返しと同じように期待できます。

b. 聞いた内容を整理する

　それ以外に要約だけが持つ大きな効果としては，**聞いた内容を整理する**ことができるという効果があります。患者さんの話を聞きながらプロブレムを絞っていく過程において，今何を聞いたのかを常に意識することはとても重要です。特に話が長くなる傾向のある方のお話を伺っているときには，要所要所で要約を挟むと自分の中で整理が進みます。

c. 話し手の気持ちの整理がつく

　同じように，**話し手の気持ちの整理をつけることができる**という意味でも，要約は重要です。こちらが要約して返すことにより，話をしている患者さんのほうが，「今自分は何を話したのか」を改めて整理することができるわけですね。

　これには大きな効果が2つあります。一つはすでに触れましたが，お話好きな患者さんが，だんだん**あらぬ方向へ話が流れていってしまうことを防ぐ**という効果です。「今何の話をしていたのかな？」ということを，時々思い出してもらうわけです。

　もう一つの大きな効果は，話をしている患者さん自身で，**自分が困っていること悩んでいることを明らかにすることにより，自分自身でどうすればよいのか，答えを見つけていくことができる**という効果です。これはいつもそうなるわけではありませんが，うまくはまった場合には，とても大きな効果を発揮します。薬剤師からの押しつけ型の指導ではなく，自分自身で問題解決を図っていただくのです。服薬ケアで目指す，**自己決定による行動変容**には不可欠のものだといえるでしょう。もちろん要約だけですべてがうまくいくわけではありません。感情に着目して，患者さんの気持の変遷を丁寧にたどっていくことができなければう

まくはいきません。しかし，それでも要となるのが要約であることは間違いありません。

このように要所要所で要約して返しながら話を聞くことで，非常に大きな効果を得ることができますので，繰り返しと共に，要約は誰もが必ずできるようになってもらいたいと思います。

❸ 要約の注意点

a. 必ず一言断ること

すでに述べたことではありますが，要約は会話の流れを一度遮ることになります。ですので，**単に相手の話の腰を折ってしまうだけにならないような配慮が必要**となります。

具体的には，「ここまでお聞きしたことを整理させていただいてもよろしいですか？」とお断りを入れるとか，「今までお話いただいたことは，……」と前置きするとか，できるだけ自然な流れの中で，これから要約するということを必ず一言断るようにしましょう。

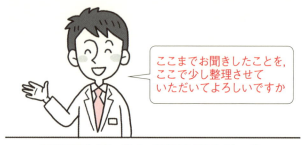

要約するときは，必ず一言断るようにしましょう

b. 強調ポイントはそのまま返す

もう一つ気をつけるべきことは，次節にて述べる**「強調ポイント」はそのまま返す**ということです。強調ポイントとは，相手の気持ちがこもっているところです。これを違う言葉で言い換えてしまうと，「自分の気持ちをわかってもらえた」という満足感が，小さくなってしまうのです。要約ですから，基本的には内容をまとめて言い換えることになりますが，強調ポイントだけは言い換えずに，相手の言葉をそのまま返すようにしてください。

6日目-3

3 強調

強調とは，文字通り強く訴えているところのことです。人は心が強く動くと，言語，非言語どちらにも，何らかの強調表現があらわれます。この**強調表現をうまく見つけられるようになると，相手の心が強く動いたところがわかる**ようになります。そこを丁寧に掘り下げていけば，心が強く動いたのですから，きっとプロブレムのヒントがあるはずです。プロブレムを見つけるのにとても役に立ちますので，ぜひしっかりと身につけてください。

❶ 強調ポイント

強調ポイントとは，言語上にあらわれる強調表現です。言語上にあらわれますので，相手の話をよく聞いていれば誰でもわかります。決して聞き逃さないようにしましょう。

人は，心が強く動いたときに，話す言葉が強調され抑揚が強くあらわれます。また，同じ

言葉を繰り返したり，「胃が**キリキリ，キリキリ**痛むんだよ〜！」というように，苦痛や辛さをあらわすその人独特の擬態語のような強調表現が多く使われます。このようなその人独特の表現は，**一度わかってしまえばものすごくわかりやすいヒント**になります。

服薬指導のときは，できるだけ患者さんの顔を見るようにしていると思いますが，それでも手元を見たり，薬歴を見たり，目をはなす瞬間もあるでしょう。しかし，耳で聞いていて「あれっ？　今のは強調ポイントかな？」と思うような強い表現に出会ったら，すぐに顔をあげて相手をよく見るようにしましょう。

❷ 身体メッセージ

次に述べる強調表現は，非言語にあらわれるものです。これを**身体メッセージ**といいます。心が強く動いた強調ポイントでは，この身体メッセージを伴うことが多くあります。これは，心が強く動いたときに，自律神経系に影響を与え，それが体にあらわれるのだと思います。**具体的には，顔が赤くなる，汗をかく，声が震える，のどが渇く，**など，その人独特のさまざまな身体メッセージがあらわれます。外から見えるところであれば，よく相手を観察していればわかるはずですので，見逃さないようにしましょう。

たとえば，私自身の経験ですが，結構深くお話できた女性の患者さんが，ある話題のときに，話しながらハンドバッグの中からハンカチを取り出して握りしめました。私にも「掌に汗をかく」という身体メッセージがあるのですが，きっとその方も掌に汗をかき，それが気になってハンカチを出されたのだと思います。このような行動も，「身体メッセージではないかな？」と思いながらよく観察するようにしてみてください。だんだん，いろいろなメッセージに気がつくことができるようになります。

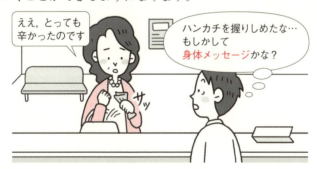

❸ 内部メッセージ

最後に触れるのは，**内部メッセージ**です。これは不思議としかいいようがないのですが，今話をしている目の前の人に身体メッセージが出ると，その人と話をしている自分にも身体メッセージがあらわれるのです。難しい理屈は私にもわかりません。しかし，実体験は何度もしています。

これは患者さんと話している私たちの体にあらわれることなので，意識していれば必ずわかるはずです。自分の体に起こることですから，自分特有の身体メッセージとなります。

これも私自身の例ですが，私には先ほど述べた「掌に汗をかく」という身体メッセージ以外に，「背中に汗をかく」というものがあります。このような勉強をはじめる前から，時々患者さんとお話していると，背中にびっしょりと汗をかくことがありました。周りの同僚は「寒

い」といっているのに，自分だけ汗びっしょりになることがあるので，最初は「おかしいな」と思いつつ，あまり気にしませんでした。しかし後から「そういえば，患者さんと深い話ができたときにそういうことが起きていたな」ということに気がつきました。身体メッセージだったのです。

皆さんも**自分にどんな身体メッセージが起こるのか，覚えておくと便利**ですよ。

6日目-4

4 確認

次に述べるのは**確認の技法**です。服薬ケアで「確認は大事だ」という話は何度も出てきましたが，これはそのやり方です。まずは**何事も必ず確認してから話を進める**ということをしっかりと意識して，スマートに確認できるようにこの技法を身につけてください。

❶ ストレートに質問する

まず第一の確認方法としては，そのままストレートに質問してみることです。「今のお話は，〜ということでよろしいですね」などと，特に難しいことは考えずそのままストレートに聞いてください。これはうまくいくときはとてもうまくいきます。そして最も短時間に確認ができます。考え方としては，**基本的なストレートの確認がうまくできそうにないときに，他の確認方法を意識すればよいと思います。**

❷ 自分が受けとった内容を相手に返し，その反応を見る

次に述べるのが，要約への反応を見て確認するやり方です。**要約や繰り返しがうまくなるとその反応だけで確認できるようになりますので，リズムよく次のステップへ進める**という利点があります。

どのようにするのかというと，まず自分が受けとった内容を要約して，そのまま相手に返してみます。たとえば「それでは，あなたは，このお薬を飲むとなんだか気分が悪くなるような気がするということなのですね？」のように，聞いてみます。そして，そのときの患者さんの反応をよく観察してみてください。非言語に着目です。すると，患者さんの答えが本当なのか，明らかに違うのか，あるいは少しニュアンスが違うのか，微妙な違いも含めてわかるはずです。

もちろん非言語の観察は常にしてくださいね。ストレートに聞いてストレートに答えが返ってきたときも，それで間違いないかどうかは，非言語の訴えを読みとることで確認できます。**非言語の観察は基本中の基本**だと思ってください。

❸ リズムを聞き分ける

前述の相手の反応をよく観察するとき，同時に**患者さんからの返事のリズムをよく聞いてみることでも，確認ができます。**

人は会話の中で，「ええ」とか，「はい」とか，意味的には「イエス」と受けとれるような言葉を，単なる相づち代わりに返すことがあります。このとき，本当は「ノー」である場合や，「ノー」ではないが「イエス」というには多少違和感が残るような場合に，会話のリズムが少し乱れます。そのリズムの乱れを聞きとることにより，「イエス」なのか「ノー」なのか，真意は

どちらなのかがわかるのです。

会話例〜リズムを聞き分ける

返事のリズムを聞き分ける例を見てみましょう。たとえば次のような感じです。

薬剤師：「今あなたのお話くださったことは，〜〜ということでよろしいですか？」
患者さん：「そ〜ですね(少し間延びしている)。そんな感じです」

と，**少し返事が間延び**したり，

患者さん：「そっ，そうですね。(少し跳ねている)そんな感じです」

と，**少し跳ねたり**している場合は，それは「イエス」ではないことを意味します。たとえ「ノー」ではないにしても，ピッタリではなく何か違和感がある場合に，このような返事になります。
　逆に，ピッタリあたっていた場合には，非常にリズムよく**「はい」**という返事が，深いうなずきとともに返ってくるはずです。また，「わかってもらえた」という満足感があればあるほど，多くの場合強調表現も伴います。そんな場合は本当に「イエス」という意味で受けとって間違いないと思います。

このように，非言語を観察しながら相手の反応のリズムを聞き分けることにより，ほぼ確実に「イエス」なのか「ノー」なのかを知ることができます。これはとっても応用範囲が広いので，ぜひ覚えておいてほしいと思います。

6日目まとめ

- 繰り返しのコツは，できるだけ相手のいった通りにできる限り大げさに返すことです。
- 繰り返しによって得られる効果は，①会話が弾み心の交流ができる状態に短時間で到達すること，②「自分の話をわかってもらえた」という強い満足感を与えること，③何度もうなずくと，だんだん気持ちが前向きになってくるという「うなずき効果」が得られること，の3つです。
- 要約による効果として，①「わかってもらえた」という強い満足感を与える，②聞いた内容を整理することができる，③話し手の気持ちの整理がつく，などがあげられます。
- 強調には，①言語上にあらわれる強調表現「強調ポイント」，②非言語にあらわれる「身体メッセージ」，そして③自分にも身体メッセージがあらわれる「内部メッセージ」があります。
- ストレートな質問による確認がうまくできそうにないときは，要約を相手に返し，その非言語の反応を見る，返事のリズムを聞き分ける，ことで確認します。

会話例～フィッティング

　聞きとった内容を，要約して相手に返しながら，その反応を見て修正していく手順を，服薬ケアではフィッティングとよんでいます。これは，**相手の非言語や，返事のリズムを聞き分けることができるようになると，自然とできるようになります。**

薬 剤 師：このお薬を飲むと，楽にはなるけれど，なんだか気持ちが悪いような気がするのですね？
患者さん：そ～～だね。そんな感じかな（間延びした感じ）
薬 剤 師：あ，少し違いますか？
患者さん：いや，楽になるっていうか，飲まないよりは飲んだほうがいくらか楽になるような気がするだけで，飲んで「楽になった～！」って感じがするわけではないんだよ。で，これもなんとなくなんだけど，飲んだ後はなんだか気持ち悪いような，ヘンな感じがするんだよね
薬 剤 師：この薬を飲んだからといって，「楽になった～」という感じがするわけではないんですね？
患者さん：**そうなんだよ**（深いうなずき）
薬 剤 師：でも，飲まないよりは飲んだほうが，いくらか楽になったような気はするわけですね
患者さん：そう，そう。**そうなんだよ**（深いうなずき）
薬 剤 師：そして，飲んだ後はなんだか気持ち悪いような，ヘンな感じがするんですね？
患者さん：**そうなんだよ**（深いうなずき）
　　　　　この薬飲んでも大丈夫かな…？

　もう少し複雑なケースでも，丁寧に違いを直していけば，必ず患者さんの気持ちにピッタリ合わせることができますので，ぜひやってみてください。

コミュニケーション実践技法
〈感情へのアプローチ〉

7日目

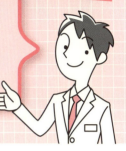

服薬ケアコミュニケーション実践技法，続いては「気持ちを聞く」と「褒める・認める」を学びます。どちらも感情にアプローチする服薬ケアならではの技法ですので，ぜひ身につけてください。

7日目-1

1 気持ちを聞く

次に学ぶのは「気持ちを聞く」です。服薬ケアコミュニケーションに独特のものだと思いますが，大変効果的な場面が多々ありますので，ぜひ有効に活用してください。

❶本当のプロブレムを探るために

「気持ちを聞く」といわれても，「何それ？」と思われた方もいるかもしれません。服薬ケアではこれもコミュニケーション技法の一つとして取り上げています。なぜなら，**気持ちを聞くことによって，大きく患者さんの内面に入っていくことができるケースが多くある**からなのです。さらにいうならば，「感情への着目」を具体的な行動に落とし込むという意味もあります。

プロブレムを探しているとき，表面的な事実をどんなに詳しく聞いていっても，その奥にある真のプロブレムにはたどり着けないことがあります。そんなとき気持ちを聞いてみてください。最もストレートに相手の感情に着目できます。

具体的には，いろいろ事実関係を聞いていって事実の明確化ができたところで，
「そんなとき，どんなお気持ちですか？」
と聞いてみます。

もしかすると，「そんなヘンな質問できないよ」とおっしゃる方もいらっしゃるかもしれません。よ～くわかります。私も以前はそう思っていました。しかし，勇気を持って実際に患者さんに聞いてみたところ，ものすごく反応のよいことが何度もあったのです。正直にいえば，大はずししてしまったこともあるのですが，それを怖がって使わないのはいかにももったいないというくらい，うまくいったときの効果が大きかったのです。ここはぜひ私に騙されたと思って，使ってみていただきたいと思います。

実は，「気持ちを聞く」というのは最もストレートな「開いた質問」なのです。うまくいけば，開いた質問で得られる効果が最大限に期待できます。もちろんむやみやたらと聞くもの

ではありませんが,「感情への着目」の実践という意味でも,ぜひ使えるようになっていただきたいなと思います。

❷ どんなときに気持ちを聞くのか

むやみやたらに聞くものでないのなら,どんなときに気持ちを聞いてみればよいのでしょうか？ 一番ピッタリくる場面は,事実関係をいろいろ聞いていったにもかかわらず,何が訴えのポイントなのか,何がプロブレムの本質なのか,よくわからないときです。そんなときに気持ちを聞いてみるとよいと思います。

ただ私の経験では,あまりあれこれ考えすぎてしまうと,失敗する確率が高くなるような気がします。「どういう場合に使う」と知識として覚えるのではなくて,**素直に「そんなときはどんな気持ちなんだろう」と感じたときに聞いてみるのが一番効果的**なようです。もちろんその前提は,**常に患者さんに深く関心を寄せて,患者さんの気持ちに思いっきりフォーカスしていること**です。服薬ケアの基本姿勢ですね。そのようなときに「どうしてなんだろう？」と思えるのなら,聞いてみましょう。もう一段奥の感情を聞き出すことができたなら,きっとその患者さんの持つ真のプロブレムに一歩近づくことができるはずです。このように,**しっかりと患者さんの気持ちに寄り添っていったうえで,素直に気持ちを聞きたくなったら聞く**というのが,一番よいと思います。

❸ 気持ちを聞いてうまくいった例

それでは,服薬ケアを学んだ若い薬剤師が,実際にやってみてうまくいった例を,一つ示してみたいと思います。

20代後半の男性薬剤師でした。信頼関係はできている患者さんと,いろいろお話していたとき,何か不安を訴えているのはわかるのだけど,何が不安なのかよくわからなかったそうなのです。このとき,私の講義で聞いた「気持ちを聞いてみる」というのを思い出して,素直に「**そんなとき,どんなお気持ちですか？**」と聞いてみたそうです。すると患者さんは一瞬「えっ？」とびっくりしたような顔をした後,実は家族の悩みやら,自分自身の病気の悩みやら,先生へのちょっとした不満やら,いろいろな感情が複雑に絡み合って,気持ちとしてまっすぐに治療に向かい合うことができずにいたということをお話くださったそうです。そして一通りお話くださった後,「そんなこといっている場合ではないわね」と,スッキリし

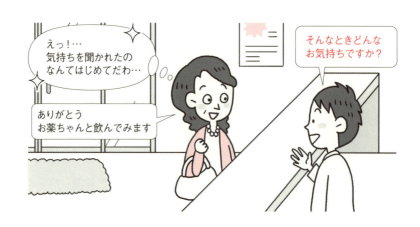

た顔で「お薬ちゃんと飲んでみるわ」とおっしゃって帰っていかれたそうです。ところが自動ドアを出ようとしたところでくるっと向きを変え，薬剤師の目の前まで戻ってくると，「私は，医師からも薬局の薬剤師からも，気持ちを聞かれたのは生まれてはじめてです。話しているうちに自分で自分の気持ちに整理をつけることができました。どうもありがとうございました」と頭を下げてくださったそうです。

　これは，あまりにうまくいった例ではありますが，このように**気持ちを聞いてみるだけで，患者さんの心の中に飛び込むことができることがあるのです**。先ほども述べましたが，むやみやたらと使うものではありませんが，ぜひここぞというときに聞いてみてほしいと思います。

7日目-2

2 気持ちを聞いたあとの流れ

❶ 気持ちを聞いたあとどうするのか

　さて，「気持ちを聞く」をコミュニケーション技法の一つとして教えるようになると，必ず聞かれる質問があります。それは「気持ちを聞いて，その後どうすればよいのか？」という質問です。これもよくわかります。特に私の場合は，自分自身で素朴に「そんなときどんな気持ちなんだろう？」と思って聞いてみて，うまくいった経験から積み上げてきたものですから，その先は自然に思い浮かぶのですが，これを人から学んだ場合，「それで，その後はどうすればよいのだろう？」と思うのは当然だと思います。

　こんな話もありました。ある薬局の社内研修で私の話を聞き，「なるほど」と思って実際に患者さんに「そんなときどんなお気持ちですか？」と聞いてみたそうなのです。そのときは自然に聞けて，患者さんも自然に答えてくださったのですが，その後が続かなくなってしまい，なんだか気まずくなってしまったらしいのです。失敗例ですね。

　それではその答えはというと，がっかりされるかもしれませんが，「患者さんが教えてくれる」というのが答えです。**気持ちを聞いて一段深く掘り下げができた場合，その先どうすればいいのかは，患者さんの答えや非言語から自然にイメージできるはずなのです。**

　たとえば，「そんなときどんなお気持ちですか？」と聞いてみたら，「それは辛いわよ。なんでこんな思いをしなければいけないのかしら…」などと，ストレートな気持ちが返ってきたとします。そんな場合，**まずはしっかりと共感を示しましょう**。「それはお辛いですね～」でも構いませんし，「辛くて，なんでこんな思いをしなければいけないのかしらと思われるのですね」でも構いません。するときっと深いうなずきと共に，患者さんがさらに何かおっしゃってくれるはずです。後は繰り返しを用いながら素直に患者さんについていけば，自然な流れで会話がすすむはずです。だから，その先は「患者さんが教えてくれる」のです。もし会話が途切れてしまったら，「いろいろお話くださって，ありがとうございます」とお礼の言葉を述べて，話題を変えましょう。

❷ 患者さんが踏み込んでほしくない話題の場合は話題を変える

　気持ちを聞いても，**患者さんの返事が曖昧で，なんとなくその話題を避けているように感**

じられたら，それは患者さんからの「この話題には触れてほしくない」というサインかもしれません。そんな場合は深入りせずに話題を変えるほうが無難です。これも患者さんが教えてくれますので，素直にそれに従ってください。

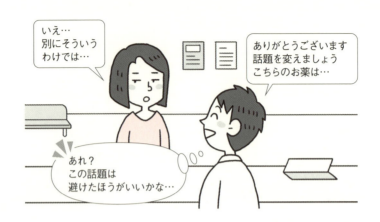

❸ 気持ちの掘り下げ

「気持ちを聞く」を用いて，患者さんの心にもう一段深く入ることができた場合，先ほど述べたように，相手が「これ以上触れてくれるな」という様子であれば，それ以上深入りするのをやめるべきなのですが，逆に，「もう少し話したい」という非言語が感じられる場合や，あるいは「別に嫌がってはいない」と感じられる場合には，もう少し「気持ちの掘り下げ」をやってみることができます。もう一段掘り下げてみると，さらに奥にある真のプロブレムに近づくことができるかもしれません。しかしいずれに場合も，**患者さんの心の中に土足で入り込むような態度は絶対にとってはいけません**。それだけは注意してください。

こんなときには，頭の中をPOSにして，problem orientedに思考力を働かせていくことが大事です。そうすれば，プロブレムの確定に必要な情報だけをスマートに取り扱うことができるようになりますし，患者さんの気持ちを不用意に傷つける心配は少なくなると思います（頭の中をPOSにする思考方法について詳しくは，9日目〈p.75〜〉をご覧ください）。

それではもう少し具体的に，気持ちの掘り下げ方について述べていきますが，気持ちを聞いた質問の答えはいくつかのパターンがありますので，それぞれのパターンに合わせて述べてみたいと思います。

a. 気持ちがストレートに返ってきた場合

こちらから気持ちを聞いて，相手の気持ちがストレートに返ってきた場合には，その気持ちはどんなものなのか，あるいは，そんな気持ちになるのはなぜなのかを，さらに掘り下げて聞いてみるとよいと思います。これを**感情の明確化**あるいは**気持ちの掘り下げ**とよんでいます。次の会話例を見てください。

会話例〜感情の明確化

薬剤師：またお薬を飲み忘れたと気がつかれたとき，どんなお気持ちですか？
患者さん：ダメだなぁと思いますよ
薬剤師：ダメだなぁと思われるんですね
患者さん：ええ（深いうなずき）
薬剤師：なぜ，ダメだなぁと思われるのでしょうか？
患者さん：そうね…大事なことになると，いつもこうなのよね，私
薬剤師：大事なことになると，いつもこうなんですね
患者さん：ええ（深いうなずき），そうなのよ
薬剤師：そんなとき，○○さんとしては，どんな気持ちでしょうか？
患者さん：……もうそろそろ卒業しなきゃね
薬剤師：卒業と申しますと…？
患者さん：だってそうじゃない。いつもこうだなんて，グダグダいってないで，大事だって思っているなら，ちゃんとお薬飲めばいいのよ！
薬剤師：お薬をちゃんと飲めばいいと思われるのですね
患者さん：そうよ！もうダメな自分からは卒業しなきゃ！
薬剤師：もうダメな自分からは卒業しなきゃと思われるんですね
患者さん：ええ（深いうなずき）。もう卒業するわ！
薬剤師：今度こそできそうですか？
患者さん：ええ！（力強いうなずき）ちょっとがんばってお薬ちゃんと飲んでみます！

いきなりこの例のようにうまくはいかないかもしれませんが，とにかく，患者さんの気持ちに焦点をあて，素直に患者さんの気持ちの動きについていってみてください。

感情がストレートに返ってきた場合

感情の明確化

b. 気持ちを聞いたのに事柄が返ってきた場合

こちらからは気持ちを聞いたのに事柄が返ってくるケースは，実はたくさんあります。「気持ちを聞く」のが，開いた質問の最も典型的な形であるという話はすでにしましたが，それゆえ，そのとき心の中に強く思っていることを無意識に口にしてしまうため，心の中に何か気になる事柄がある場合には，それがそのまま外に出てきます。

そんな場合は，まずその事柄の事実関係を丁寧に聞いていってください。**事実の明確化**です。事実関係の確認は閉じた質問のほうがよいと思います。そして事実関係が明らかになってきたところで，もう一度「そんなとき，どんなお気持ちですか？」と気持ちを聞いてみてください。すると，さっきは出てこなかった素直な感情が出てくることがあります。もしかするとこのようなやりとりを何回か繰り返すことになるかもしれませんが，「相手が嫌がっていないかどうか」「これ以上触れてくれるなと思っていないかどうか」には常に気をつけて，次の段階に進むときは，そのたびに次に進んでもよいか確認するようにしましょう。

いかがですか？　「気持ちを聞く」イメージはわきましたか？　ぜひ勇気を持ってトライしてみていただきたいと思います。ただ，いきなり患者さんにやってみるのは怖いと思われたら，ご家族との会話や，同僚との会話の中でさりげなく使ってみるとよいと思います。特にまだ小さなお子様がいらっしゃる場合，ぜひお子様との会話の中で気持ちを聞いてみてください。きっと喜んでいろいろお話してくれると思います。

気持ちを聞いたのに事柄が返ってきた場合

事実の明確化　⇒　再度気持ちを聞く

7日目-3

3 褒める・認める

❶ 具体的な行動に結びつけるための「褒める・認める」

　　数多あるコミュニケーション理論の中には，「承認」という難しい言葉が必ず出てくると思います。もちろんとても大切な考え方であり，コミュニケーションの理解には必要欠くべからざるものであると考えています。ただ，私がこれまで長年のコミュニケーション教育を行ってきた経験の中では，この「承認」という言葉が出てくると，言葉だけで「わかったような気分」になってしまって，実際の人間関係の中で具体的に相手を認める，受け入れるという姿勢に繋がっていない人が多いように感じました。

　　そこで，服薬ケアではこの言葉を使うのはやめることにしました。少し概念を具体化したうえで，わかりやすく広げて捉えることにして，**褒める・認める**という言葉でいいあらわすようにしてみました。私の経験では，多くの人にとってこの言葉のほうがわかりやすいようです。この言葉で説明したほうが，具体的な行動に結びつけることがうまくできるように感じます。

❷ 相手の存在を認め，尊重する

　　さて私たち薬剤師は，たとえ初対面の患者さんであったとしても，病気や生活習慣などの話題を通して，患者さんのプライバシーにまで踏み込んだ，ある程度突っ込んだ話をしなければなりません。そのためにはまず大前提として，相手を「認める」ことが絶対に必要です。**相手の存在を認め，相手をとことん尊重する姿勢**を持たないと，たとえ患者さんが私たちを医療者としては受け入れてくださったとしても，心の扉を開いて，QOL の領域まで私たちを招き入れていただくことは難しいでしょう。つまり，医療者という社会的な役割の前に，一人の人間として受け入れていただくように努力する必要があるのです。そのためにはまずこちらから相手を認め，尊重する。すべてはここからはじまると私は考えています。

❸「褒める」という具体的行動を意識する

　　そして，相手の存在を認め尊重する姿勢を相手に伝えるために，最もわかりやすい具体的

行動は，相手のことを「褒める」行為だと考えます。相手の存在を「私は認めていますよ」と伝えたいときに，たとえば「○○さんは，いつも頑張っていらっしゃいますね」とか「○○さん，よくわかっていらっしゃいますね」などと褒めることが一番の近道だと思うのです。

❹ 目に見えるところを「褒める」のと違うのか

私たちはすでに，「良好なコミュニケーションのための心得と基礎知識」において，「相手を好きになる」ために「目で見てわかるところを褒めよう！」と学んでいます（p.27参照）。それとここでいう「褒める」行為は，同じなのでしょうか，違うのでしょうか。

厳密にいえば違うのだと思いますが，私はそれほど明確に区別する必要はないと考えています。「褒める」という行為に着目した場合には，**目に見える表面的なところを褒めるというレベルから，相手の行動や努力，もしくは相手の在り方そのものを認めるというレベルまで，すべてを延長線上に捉えてかまわない**と思うのです。日本人は言葉に出して褒めることが苦手だといわれています。それならば，まずは目に見えるところから具体的に「褒める」という行為の実践を行い，やがては，相手の存在を認めるレベルまで，「褒める」行為が自然にできるようになっていけばよいのではないでしょうか。まずは「褒める」という行為を実践することです。ここからはじめましょう。

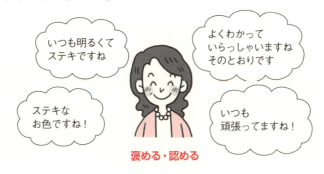

7日目-4

4 その他

ここまで論じてきた中には触れられていませんが，良好なコミュニケーションを成功させるために忘れてはならない事柄が，まだいくつかあります。それらをここでまとめてみたいと思います。

❶ 会話のスタート地点を揃える

これは技法というより，会話の進め方のコツといったほうが近いのかもしれませんが，これをいつも意識していただくと，会話に無駄がなくなりますので，効率よく会話を進めることができるようになります。ぜひうまく活用していただきたいと思います。

具体的には要約を用います。話が長くなったときや，ちょっと脇道にそれてしまった話題をもとに戻して仕切り直したいときなどに，「先ほどはここまでお話を伺っています」ということを**お互いに確認し合う**のです。薬歴をもとに，前回お聞きした話題をもう一度お伺いしたときにも使えますね。これを**会話のスタート地点を揃える**とよんでいます。些細なこと

かもしれませんが，会話の流れがとてもスムーズになりますので，ぜひやってみてください。

❷ 宣言

　大切なことを患者さんにきちんと理解していただくことは，私たちの仕事の中で最も重要なことの一つだと思います。そのために，とても簡単で誰にでもできる魔法のようなやり方があります。それが**宣言**です。これは，大切なことを話しはじめる前に「これからとても大切なことをお話しますので，ぜひ覚えておいてください」などと，**大切な話をする旨を宣言する**のです。たったこれだけのことなのですが，非常に効果があります。「宣言」に関しては，難しいことは何もありませんので，今すぐにでも使ってみてください。

　ただし，大切なことがいくつもあってはいけません。**患者さんにぜひ覚えてほしいことは一回に一つが原則**です。たとえいくつかあったとしても，今日のところは一つに絞りましょう。

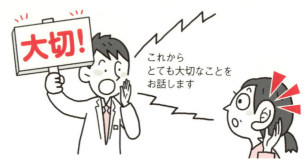

❸ 沈黙

　沈黙とは，文字通り何もしゃべらず沈黙することです。そんなに使う場面はないかもしれませんが，ときにとっても効果をあらわすことがありますので，ぜひ覚えておきましょう。

　たとえば，患者さんが何かを決心しようとしているときや，心の中を整理して自分がどうすべきか考えをまとめているときなど，会話が少し途切れて間が空いてしまうときがあります。そんなとき薬剤師が催促の言葉をかけてしまうと，その一言で決心することをやめてしまうことがあるのです。それでは，行動変容に至る直前でストップしてしまうことになります。そんなときはグッと我慢して，何もいわずに相手の決心を待ちましょう。沈黙が大きな効果をあらわすときがあるのです。

　沈黙についてよく質問されるのが，「いつ沈黙すればよいのかわからない」「声をかけたほうがよいのか，黙っていたほうがよいのか，判断できない」ということです。ただ，気持ちは痛いほどわかるのですが，もう少し相手の気持ちに意識を向けてほしいなと思います。**感情への着目**です。非言語に着目しながら患者さんの様子に深い関心を寄せていれば，「今は黙っていたほうがよい」ということは，わかると思うのです。具体的には，**患者さんが決心がつかずに迷っているような様子が伺えたら，沈黙したほうがよいでしょう**。もし，助け舟が欲しい場合は，きっと向こうから何かいってくれるはずです。黙って患者さんの言葉を待ちましょう。結局，**とことん患者さんに関心を寄せること**ですね。服薬ケアの基本姿勢を徹底することです。愛情深い関心を寄せることができれば，答えは患者さんが教えてくれます。私はそう考えています。

このとき一つだけ注意してほしいことは，**沈黙している間は，柔らかい笑顔で温かく見守ってほしい**ということです。決して怖い顔をして睨みつけてはいけません。自分ではまじめな顔をしているだけのつもりでも，相手から見ると怖い顔に見えることがあります。それだけは注意してください。

7日目まとめ

❖ 「気持ちを聞く」技法は，最もストレートな「開いた質問」です。

❖ ただし，むやみと聞くものではありません。しっかりと患者さんの気持ちに寄り添っていったうえで，素直に気持ちを聞きたくなったら聞くようにしましょう。

❖ 「気持ちを聞く」ときの注意点として，患者さんが踏み込んでほしくない話題の場合は無理をせず話題を変えましょう。患者さんの心の中に土足で入り込むような態度は絶対にとってはいけません。

❖ 初対面でもプライバシーに踏み込んだ話をしなければならない私たち薬剤師は，相手の存在を認め，相手をとことん尊重する姿勢が必要です。

❖ それを相手に伝えるために最もわかりやすい具体的な行動は，相手を「褒める」行為です。

column　技術におぼれてはならない

本書でお伝えするコミュニケーションの技術は，学べば学ぶほど熟達し，高い効果を発揮するようになります。やがて，患者さんの気持ちが手に取るようにわかるようになり，自分の思う通りに応対を進めることができるようになってきます。このとき絶対に間違って欲しくないことは，「自分の思い通りに患者さんの心を操ることができる」と思い上がってしまうことです。それだけは厳に戒めていただきたいと思います。逆にいえば，それだけこの服薬ケアコミュニケーションは効果があるということでもあるのですが，これまで教えてきた中で，時どきそのような勘違いをする人がいたのです。どんなに技術的に優れた使い手になれたとしても，技術におぼれてしまっては何の意味もありません。それだけは間違えないでいただきたいと思います。

あくまで私たちは，**薬剤師として患者さんのお役に立つために，コミュニケーションを学んでいる**のです。そこを絶対にはずしてはいけません。

column　先に進んでよいかどうか本人の了承を得る

　コミュニケーションの技術としてよく知られているのは，カウンセリングやコーチングの技術だと思います。もちろん大変に役に立ちますので，学ぶことはとてもよいことなのですが，カウンセリングやコーチングを学ぶにあたって，一つだけ医療におけるコミュニケーションととても大きな違いがあることを，ぜひ忘れないでいただきたいと思います。

　カウンセリングやコーチングのテクニックには，相手の心の中に入り込んでいくような技術が含まれています。カウンセリングを受ける人は，何かを解決したくて自分から望んでカウンセリングを受けているわけですから，心の中に入り込むような応対も承知しているはずです。

　これはコーチングでも同じです。日本に「コーチ」という存在がどのくらい一般化しているのかは，よくわかりませんが，自分から望んでコーチと契約している以上，自らの人生を前向きに進めていこうという意志はあるはずです。したがってある程度心の中に入り込むようなやりとりも，当然含まれるでしょう。

　ビジネスの分野でコーチングを学ぶ人も多いと思います。ビジネスにおいて部下をコーチングしていくことは，本人が望んで自らの意志で受けているわけではないかもしれません。しかし，組織の中での上下関係を前提として考えるならば，部下は上司の命令に従う立場にいるわけですから，これもある程度は妥当性があると思われます。

　ところが，**服薬指導を受ける患者さんは，心の中に入り込むような応対を自ら望んで来ているわけではない**のです。これを絶対に忘れてはいけません。そのため，これまでの服薬指導においては，「プライベートな話題に踏み込んではいけない」と教えられてきた薬剤師も多いのではないでしょうか。しかし，**QOLの向上が医療の目的である以上，患者さんの人生に触れさせていただくことなしに，QOLの向上は目指すことができない**のです。薬剤師としての医療行為を全うするためには，ある程度は患者さんの心の中に入れていただかなければならないのです。

　だとするならば，**われわれ薬剤師が患者さんの心の中に入り込んでいく場合には，場面場面で患者さんの了解をとりつつ，先に進む慎重さが必要**です。その都度必ず，先に進んでよいか，患者さんの了解をとるようにしてください。

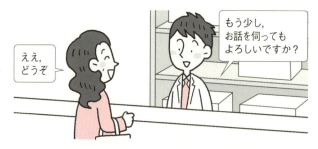

場面場面で患者さんの了解をとりながら話を進めましょう

POS的思考回路をつくろう！
〈よりよい服薬指導に向けて〉

8日目

8日目からは，服薬指導を進めていくための思考法について学んでいきます。すでに述べたように，単におしゃべりがうまくなっても何の意味もありません。何を目指して，どのように会話を組み立てていくのか，その思考方法をしっかりと身につけて，これまでに学んだコミュニケーション技法を活かしていただきたいと思います。ここでは，よい服薬指導とは何か，そしてよい服薬指導をするためにはどうしたらよいかを考えてみましょう。

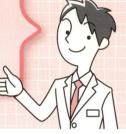

8日目-1

1 よい服薬指導とは何か

　よりよい服薬指導を目指すためには，まず「よい服薬指導とは何か」を考えてみる必要があります。そのうえで，それを実現するためにはどうすればよいかを考えていきましょう。

❶ 患者さんの人生によい影響を与える

a. 服薬指導の目的

　医療の目的がQOLの向上であるならば，薬剤師の医療行為である服薬指導の目的も，**患者さんのQOLの向上に寄与すること**，つまり**患者さんの人生によい影響を与えること**であるといえると思います。少なくともすでに述べてきたように，お渡しする薬の説明をしさえすればよいというわけではないはずです。

b. 薬物治療の専門家として果たすべき役割とは

　それでは，「患者さんの人生によい影響を与える」とは，具体的にはどうすればよいのでしょうか？　これは「薬物治療の専門家」である薬剤師が何をすることによって，専門家としての役割を果たすことができるのかを考えればよいでしょう。

　薬物治療は，患者さんにとっては不安のかたまりです。もちろん，今飲んでいる薬が自分のためのものであるということはわかっているはずです。それでもお薬というのは，他の薬との飲み合わせや，副作用の発現など，素人である患者さんにとっては不安なことだらけです。そんな**患者さんのそば近くに寄り添って，患者さんの不安を少しでも解消し，薬物治療を安全かつ効果的に進めることができるようにサポートする**というのが，私たちの目指すべきところだと，私は考えています。

c. 患者さんの明るい人生を手助けする

　　患者さんに寄り添うとは，「患者さんの気持ちを第一に考え，一緒になってその気持ちを感じながら励まし合うような関係」(p.21)であるわけですから，患者さんの日々の生活，つまり患者さんの人生の中における気持ちの変化を共に感じ，励まし合うことを目指しているはずです。私たち薬剤師が関与することにより，少なくとも薬物治療に対する不安については，少しでも減らしていきたいと願っているのです。これを，**患者さんの人生が少しでも明るくなるために，よい影響を与えること**として捉えているわけです。

　　一つとてもわかりやすい例をお話するならば，日々の業務の中で，患者さんが薬局に入ってくるときよりも，出ていくときのほうが，明るい笑顔になるよう心がけることが，よい影響の小さな一歩だといえるでしょう。

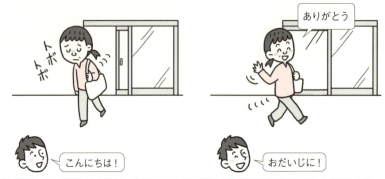

薬局に入ってくるときよりも，出ていくときのほうが，明るい笑顔になるようにしましょう

❷ プロブレムは患者さんの人生の中にある

　　そこで，私たち薬剤師が患者さんに寄り添いながら，取り上げ，解決していくべきプロブレムは何かという点にも触れなければなりません。

　　ここでいうプロブレムとは，私たち医療の専門家が患者さんに対してケアすべきことを意味します（プロブレムについて詳しくはp.82 9日目-3を参照）。つまり，患者さんのQOLの向上に寄与し，少しでも明るい人生となることを手助けするために，薬剤師として何をすべきなのかを考えてみましょう。

a. 疑義照会は薬剤師の医療行為である

　　疑義照会という行為は，私は薬剤師としての医療行為の一つであると考えています。通常多くの薬剤師は，疑義照会とは何か処方せん調剤するにあたって，疑義（処方医に確認しなければならないこと）が見つかった場合にしなければならないことと捉えていると思います。もちろんそれは正しい理解ですし，それも立派な医療行為です。しかし薬剤師が「薬物治療の専門家」であると定義し，そして「患者さんに寄り添った患者さんのための医療」を行おうと決意したとき，もう少し話は広がってくると思うのです。

b. 疑義照会は不備の確認だけではない

　　当然のことながら，処方せんの中に何か不備があった場合には，それは疑義の対象となるわけですが，私はそれだけが薬剤師がすべき疑義照会ではないと考えます。あたりまえのことですが，処方せんの内容がそんなに不備だらけでは困ります。通常は医師の診察のもと，

最善の選択の結果としての治療薬が処方されているはずです。ですから，薬剤師の存在意義が発揮できるのは，むしろ違うケースのはずです。それは，薬局において患者さんといろいろお話する中で，医師が知らない（患者さんが医師には告げていない）情報を知る立場になったとき，**「もし処方医がその情報を知っていたならば，違う判断があったかもしれない」**と考えた場合の疑義照会だと思うのです。

c. 処方せんの中だけ見ていたのではプロブレムは見つからない

このようなプロブレムを見つけ出すために重要なことは，処方せんの中だけからプロブレムを見つけようと思っていたのでは，見つけられないということなのです。つまり，**プロブレムは処方せんの中ではなく，患者さんの人生の中にある**ということなのです。

患者さんの人生の中にあるプロブレムを見出すためのキーワードは，**「日常生活」「人間関係」**そして**「感情への着目」**の 3 つです。

d. 日常生活に意識を向ける

外来患者の薬物治療が日常生活の中に深く根を張っているということは，すでに述べてきたことです。したがって，日常生活上の都合が服薬行動に大きく影響を及ぼすことは，論をまたないでしょう。患者さんとお話するときに，ぜひもっと**日常生活がどんな状態なのか，意識して関心を寄せてください。**

これはことによると，雑談をしているように見えるかもしれません。しかし雑談の中にこそ，日常生活に潜む重要な情報があふれているはずです。気持ちよくお話いただけるように配慮しながら，服薬行動にかかわりのある日常生活上の「何か」がないかどうか，注意深く聞きとりましょう。

e. 人間関係に意識を向ける

次に意識すべきことは**人間関係**です。それも患者さんの日常生活の中で深く関わる人間関係，つまり**ご家族や職場の人間関係，そして親しい友人の存在に意識を向ける**ことです。人は他者の存在があると，さまざまに行動が制限されます。自分としては「薬を飲まなくては」と思っていても，他の人が一緒だと飲むことをやめてしまったりすることがあるのです。

また，薬識にも人間関係が大きく影響します。**ご本人だけでなくご家族の薬識がその方の服薬行動に影響を与えることがあるのです。**たとえば，足腰の痛みが辛いお年寄りが辛くて痛み止めを飲みたくても，娘さんなど他のご家族が「薬はあまり飲むものではない」という薬識を持っていると，なかなかご家族の前で痛み止めを出して飲むことができなくて，我慢を強いられることがあります。このようなケースでは，ご本人だけでなくご家族の方も一緒にお話を伺わないと，人間関係がどのようにご本人の服薬行動に影響を与えているのかわかりません。また，一緒にお話を伺ったとしても，ご本人が遠慮して本音をおっしゃらないこともあります。非言語の観察も含めて，患者さんの気持ちに意識を向けていないと，そこにプロブレムが潜んでいることに，なかなか気付くことはできません。

f. 感情への着目

やはり**感情への着目**なんですね。患者さんが今どのような気持ちなのか，お話をしている最中にも常に気をつけていると，すごく些細なことに「あれっ？」と気付くことができるようになります。このようにして，患者さんの人生の中にプロブレムを探してみてください。

> **患者さんの人生の中にプロブレムを見出すための 3 つのキーワード**
>
> ①日常生活
> ②人間関係
> ③感情への着目

8日目-2

2 プロブレムを立てよう

❶今日指導すべきテーマを明確にする

処方されている薬にひも付きで覚えている注意事項などを，そのまま話すだけの指導を「ひも付きの指導」とよびます。また患者さんとお話している最中に，患者さんの言葉から連想し思いついたことを話すだけの指導を，「思いつきの指導」あるいは「行き当たりばったりの指導」とよんでいます。これらはどれも患者さんの満足度は高くありません。つまりどれも「はずした服薬指導」にあたります（p.74 column「服薬指導いろいろ」参照）。

では，そのような「はずした服薬指導」にならないためにどうしたらよいのかというと，「今日この患者さんに指導すべきテーマ」を明確にしていくことです。つまり，**プロブレムを明確にする**ということです。これさえ意識していれば，「はずした服薬指導」になってしまう危険性はかなり減らすことができます。まずその考え方を身につけましょう。

❷プロブレムを絞ろう！

a. 今日のプロブレムは一つに絞る

さて，その際に大きなポイントが一つあります。それは，**慢性疾患の外来患者の服薬指導においては，今日指導すべきプロブレムを一つに絞る**ということです。指導すべきことがいくつか見つかったとしても，今日指導するのは一つに絞りましょう。ただし，初回服薬指導（p.86 column「薬剤師の初期計画としての初回服薬指導」参照）と，急性疾患の患者さんの場合はそうはいきません。必要な指導は必要なだけしなければなりません。また，病院薬剤師の方の病棟業務においては，長期入院の方の場合はある程度同様にできると思いますが，短期入院の患者さんではそうはいきません。その点はあらかじめお断りしておきたいと思います。

b. はずした服薬指導の原因はあれこれ指導のしすぎ

なぜ「はずした服薬指導」になってしまうのかをよく考えてみると，根本的な問題として，そもそも**何から何までたくさん指導しすぎる**ということがあるのではないでしょうか。患者さんとお話する中で思いついたことを，何から何まで指導してしまうのは，結果的にはあまり効果的な指導にはなりません。なぜなら，**大事なこととはいえ，あれもこれもいっぺんにいわれたら，患者さんはすべてを覚えて帰ることはできない**からです。そのため「なんかいろいろいわれたよ」という記憶だけを持って帰ることになります。これでは大切な服薬指導が全く意味をなさないことになります。

c. 気付いたプロブレムは薬歴に記録しておく

　それならば，毎回一つで構わないので，大事なことをしっかりと理解していただくまで丁寧にお話したほうがよいのではないでしょうか。そして気付いたプロブレムは，薬歴に記録しておきましょう。このように，患者さんのプロブレムが潜んでいそうな，何か気付いたところを服薬ケアでは**気付きポイント**とよびますが，気付きポイントが薬歴にたまってくると，だんだん「今日指導すべきプロブレムを探す」時間が短くなりますので，服薬指導の時間短縮にも役立ちます。

d. かかりつけ薬剤師としての信頼関係の構築を！

　さて，この「プロブレムを一つに絞る」ために，どうしても必要なことがあります。それは，この次もその患者さんが自分の薬局に来てくださることです。つまり，**かかりつけ薬剤師**としての信頼関係を築いておくことが，とても重要な条件となります。患者さんとの信頼関係を作るためのスキルは，すでにたくさん学んできました。一人でも多くの患者さんと，しっかりとした信頼関係を築き，頼りになる「かかりつけ薬剤師」として，患者さんの人生を支えて差し上げてください。

8日目-3

3 よい服薬指導をするために

❶ 服薬指導を組み立てよう

a. 行き当たりばったりの指導はもうやめよう

　さて，皆さんは患者さんの前に立つときに，どのように服薬指導を組み立てていますか？実は私が長年薬剤師の指導を続けてきて感じたことは，服薬指導の組み立て方について，自分なりの方法論を持って実践している薬剤師は意外に少ないということでした。薬物治療のプロとして，もう少しシステマチックに服薬指導を組み立てる方法論を構築したほうがよいと思います。そうすれば，「行き当たりばったりの指導」に陥ることはなくなるはずです。

　この「服薬指導を組み立てる」ときに，プロブレムを明確にする考え方が活きてきます。つまり，**プロブレムを素早く見極めて，そのプロブレムを目指して服薬指導を組み立てていけ**ばよいのです。

b. 気付く力

　それでは素早くプロブレムを見極めるためにはどうしたらよいのでしょうか？

　まず第一に**気付く力**をつけることです。何しろ患者さんからのプロブレムになりそうな小さなヒント（これが先ほどの「気付きポイント」ですね）に気付くことができなければ，何もはじまらないからです。まずは気付く力をつけましょう。ただ，気付いたところですぐに指導をはじめてしまうと，それは「思いつき指導」になってしまいます。ですので，**気付くことができたら瞬時にアセスメントをしなければならない**のです。

c. アセスメント力

　したがって第二に必要なのは**アセスメント力**です。考える力といってもよいでしょう。大切なのは，**瞬時にアセスメントする**ことです。その場ですぐに考えることができるように

なってください。この「瞬時にアセスメントする」という思考方法がなかなか皆さんうまくできないようですが，これがPOSを医師以外の職種が応用するときの，大きなポイントの一つなのです。

　このあと，質問をしながら詳しく状況を把握して，どのようにすればよいか考えていくわけですが，これを私は「アセスメントを育てる」とよんでいます。「気付きポイント」をもとにして，質問をしながらその「気付きポイント」がプロブレムとして取り上げるべきなのかそうでないかを吟味していくのですね。これを繰り返しながら，アセスメントを育てていくのです。

d. **あらゆる可能性を考える**

　このとき，行き当たりばったりに質問をして，答えを聞いてからはじめて「それはどういうことかな」と考えるのではなく，あらかじめアセスメントをある程度予測したほうが，質問が的確になります。つまり第三に必要なことは，**あらかじめあらゆる可能性を考えることができる**ことなのです。もちろん，「わからないから聞く」という素直な態度もとても大切です。しかし効率よく服薬指導を組み立てるためには，「もしこうだったら，こんなことがあるかもしれない」というように，あらゆる可能性を想定して，あらかじめ予測することが大切だと思います。この予測する力が，アセスメント力を大いに手助けすることになります。なぜかというと，ベテランの薬剤師であれば，これまでのたくさんの患者応対の経験から，ある程度「こんなことなのではないか」とアセスメントの予想が立ってくるからです。すると「もしこういう状況ならこんなことで困っているかもしれない」と，患者さんの身に起きているであろうことを，あらかじめ予測することができるようになってきます。それをこちらから質問して確認していけば，短時間に効率よく服薬指導を組み立てることができるようになるのです。つまり，アセスメントが事前に予測できるようになると，患者さんの状況を想像しながら，確認すべき事実があらかじめ想定できるようになり，服薬指導が素早く組み立てられるようになるのです。

e. **ブロッキングには気をつけよう**

　ただし，ブロッキングだけには気をつけてください。あらゆる可能性を考えてみて，それを想定して質問するわけですが，実際に患者さんに聞いてみて，もしこちらの予測が違っていたのなら，その瞬間に頭の中を白紙に戻してください。そしてゼロから新たなアセスメン

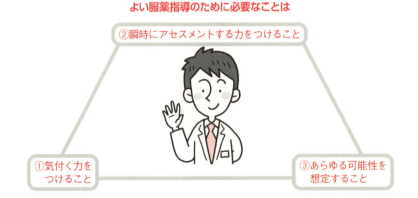

トを育てていってください。もしかすると一番のポイントはここかもしれません。自分の予測に引っ張られてブロッキングになってしまうと，そこから先はすべてが間違ってしまいますので，くれぐれもブロッキングにならないように注意してください。（ブロッキングについては p.29 4日目-4 参照）

8日目まとめ

❖ よい服薬指導とは，患者さんの人生によい影響を与えることです。
❖ プロブレムは，処方せんの中ではなく，患者さんの人生の中にあります。
❖ はずした服薬指導にならないためには，今日，この患者さんにすべきプロブレムを明確にすることが大切です。
❖ プロブレムを素早く見極めるために必要なのは，①気付く力をつけること，②瞬時にアセスメントすること，③あらゆる可能性を考えることができること，の3つです。
❖ 服薬指導を組み立てるための思考回路を作ることを，「頭の中を POS にする」とよびます。

column 解釈モデルを聞こう

　患者さんの QOL 向上のためには，患者さん自身の満足度を高めることが絶対に必要です。「病は気から」という言葉があるように，患者さんの気持ちの持ちようが，治療効果に大きく影響してくるからです。こんなとき，解釈モデルを聞くことがよいとされています。**解釈モデルとは，自分の病気や症状について，患者さん自身がどのように考え，どのような治療を望み，どのようになりたいのかということ**です。薬効を理解していただくにも，こちらから一方的に説明するのではなく，**患者さんの解釈モデルをお聞きして，その希望を叶えるのがこの薬ですという服薬ガイダンス**(p.94 column「情報提供と服薬ガイダンス」参照)**をしたほうが，満足度は高くなります。**

column 服薬指導いろいろ

服薬ケアには，服薬ケアにまつわるいろいろな言葉があります。たとえば次のようなものです。

・**はずした服薬指導**

・**ひも付き指導**

・**行き当たりばったりの指導**

・**思いつき指導**

「行き当たりばったり」や「思いつき」は質問にも出てきた(p.39「行き当たりばったり，思いつきの質問をしない」参照)と思います。これらはみな「やってはいけない服薬指導」にあたります。どんなところが「やってはいけない」のでしょうか。

まず「**はずした服薬指導**」は，患者さんの知りたいこと，聞きたいことにピッタリあたっていない指導のことです。患者さんの満足度は大変低く，自立した服薬行動へ結びつきませんので，ほとんどが薬剤師の自己満足で終わってしまいます。結局，患者さんの気持ちにあまり関心を寄せていないのだと思います。この「はずした服薬指導」を何とかしたいというのが，私が「感情への着目」をいい始めた理由でもあります。もっと患者さんの心に関心を寄せ，患者さんの気持ちが満足していただける指導を目指したいと思います。

次の「**ひも付き指導**」は，よく勉強している薬剤師に多いパターンですね。これは，薬にひも付きで覚えた知識を，そのまま引っ張り出して患者さんに伝えるだけの指導をいいます。ただ，薬剤師として薬の知識は絶対に必要ですし，逆にひも付きの知識がないようでは薬剤師失格ともいえます。つまり**ひも付きの指導が悪いのではなく，ひも付きの指導だけしていれば，薬剤師の役割は果たしたと思っているところが間違い**なのです。相手に合わせて指導を変えているのではなく，処方薬から指導内容を引っ張り出しているだけですので，薬が同じであればどの患者さんでも同じ指導になってしまいます。つまり服薬ケアでいう**情報提供**(p.94 column「情報提供と服薬ガイダンス」参照)になってしまうのです。したがって，残念ながら患者さんの心にはあまり届いていないことが多いのではないでしょうか。大切な指導が患者さんの心に届いていないのならば，何とかしなければいけない問題だと考えます。

「**行き当たりばったりの指導**」「**思いつき指導**」は，ともに，服薬指導の組み立てを全くせずに，その場で思いついたこと，パッとひらめいたことを，行き当たりばったりに口にする指導のことです。これらの指導はアセスメントが全くなされていません。薬歴を書くとき「アセスメントが難しい」といわれる理由の多くは，この指導が原因だと思われます(他に「アセスメントが難しい」理由は，「SOAP がプロブレムごとになっていない」ことがある。p.76 2-b「SOAP はプロブレムごとに」参照)。

読者の皆さまは，思い当たることはありませんか？　これら「やってはいけない服薬指導」から脱却するためのヒントは，本書の中にちりばめられていますので，ぜひ「患者さんの人生を少しでも明るくする」ことのできる「よい服薬指導」を目指してまいりましょう。

POS 的思考回路をつくろう！
〈頭の中をPOS にする〉

9日目

ここでは，POS の考え方について学びます。POS 的思考回路をしっかりと構築して「頭の中を POS にする」ためには，正しい POS の考え方を身につける必要があります。ここはたいへん重要なところですので，ぜひ何度も繰り返し学んでいただきたいと思います。

9日目-1

1 頭の中を POS にする

服薬指導を組み立てるために POS 的思考回路を作ることを，私は頭の中を POS にするとよんでいます。これは，problem oriented に物事を考えていく思考方法のことです。さまざまなプロブレムに焦点をあてながら，そのプロブレムがどんなものなのか，患者さんがどんな状態なのか，患者さんはどうなりたいのか，それを考えていくのです。

2 POS の考え方

POS に関しては，これまでも何冊ものテキストを著してきましたが，まだまだ POS を誤解している方が多いようにお見受けします。POS についての詳細はそちらの書籍に譲ることとして，ここではごく簡単にそのポイントをまとめておきましょう。

❶ POS とは何か

a. problem oriented system

POS とは，problem oriented system の頭文字で，日本語では**問題志向システム**などと訳されることが多いです。ただ，日本では「POS（ピーオーエス）」とよばれることが多いので，そのまま「POS」と覚えてしまってください。なお通常「ポス」とは読みません。ポスと読んだ場合，コンビニやスーパーでバーコードをピッと読んで会計するシステム（point of sales）のことを意味することが多いので，混同しないようにしましょう。

b. 日本に紹介したのは日野原重明先生

POS はアメリカの心臓外科医であるローレンス・ウィード博士が考案したもので，もともとは医師のための診療システムです。POS はそれまでの診療システムに比べて，さまざまな点で画期的だったため，その後アメリカやカナダでは瞬く間に普及しました。そしてちょうどそのころ，日野原重明先生がアメリカで POS に出会い，「これは素晴らしい」とい

表9-1	SOAP
S (Subjective Data)	主訴（患者さん自身の認識，患者さんの訴え）
O (Objective Data)	所見（薬剤師の目から見た患者さんの様子や薬識）
A (Assessment)	SやOをどのように捉えたのか，どう考えたのか（「P＝実施したケア」を行おうと考えたその理由）
P (Plan)	アセスメントに基づきプランニングしてその場ですぐに実行したケア

うことで，1970年代に日本に紹介してくださいました。

c. SOAPで問題点を捉える

さて，このPOSの特徴は，プロブレムごとに考えること，そしてそれぞれのプロブレムをS，O，A，Pという要素で捉えようとするところです。医師はカルテを書きながら診察するため，カルテの構成にS，O，A，Pという要素を導入することにより，**医師の患者さんを診る視点が変わり，考え方が変わるという，大きな効果がもたらされたのです**（表9-1）。

d. 医師のためのシステムを他職種が応用するためには

この「考え方が変わる」ところが大きな効果なわけですから，**医師以外の職種が取り入れるためには，その考え方をうまく応用しなければなりません**。記録におけるそれぞれの要素（S，O，A，P）だけを表面的にマネしたのでは，本来の効果を得ることができないのです。

具体的には，薬剤師は医師のように，薬歴を書きながら考えているわけではありません。一通りの患者応対を終わらせてから，患者さんが帰った後に薬歴を書くのが普通だと思います。その場合，患者応対の最中にすべてを頭の中で考え，判断していかなければならないのです。つまり私たち薬剤師は，**頭の中だけでS，O，A，Pを捉えていかなければならない**ということになります。このことを私は，**頭の中をPOSにする**，あるいは**POS的思考回路をつくる**とよんでいるのです。

❷ SOAP分析

a. SOAPで考える

頭の中だけでPOSを実践する場合，**SOAPは「考えるためのツール」**であり「**患者さんの持つプロブレムを分析するためのガイド**」であるといえると思います。そのため，私はこのようにSOAPで考えていくことを，**SOAP分析**とよんでいます。**薬剤師がPOSを効果的に取り入れるために必要なのは，この「SOAPで考える」ことができるようになることなのです**。「Sは何，Oは何…」と，どこに何を書くのかだけ覚えてもダメなのです。まずここをしっかりと押さえておきましょう。

b. SOAPはプロブレムごとに

そしてもう一つ押さえておきたいことは，**プロブレムごとにSOAPで考えていく**というところです。そのプロブレムに関係のない情報は，SOAPの中に混ぜ込んではいけません。一つのプロブレムを明確にするために，SOAPをガイドとして考えていくのですから，そのなかに他のプロブレムの情報が混ざってしまっては，考えがまとまらなくなってしまいます。つまりアセスメントできなくなってしまうのです。**SOAPはプロブレムごとに**。これを絶対に忘れないでください。よく「Aがうまく書けない」という悩みを聞くことがあります

が，そのうちのかなりの部分が「SOAP がプロブレムごとになっていない」ことが原因です。プロブレムが混在していると，何をどう考えればよいかわからなくなってしまうのです。

c.　S と O

それでは，SOAP それぞれについて説明してまいりましょう。もう一度表9-1 をご覧ください。

まず S は主訴，O は所見です。そしてこの S と O は患者情報となります。同じ患者情報でも，患者さん自身が考えていること，あるいはご自身で訴えていることが主訴であり，S となります。また，医療者側が「この患者さんはこういう状態である」と見てとったのが所見であり，O となります。検査結果は「検査所見」ですから O となりますが，もし「O は検査結果を書く場所である」と考えているならば，それは間違いですので注意してください。特に，薬剤師のプロブレムには，検査結果をアセスメントの根拠として使わないプロブレムがたくさんあります。**その場合 O に来るのは，薬識とか，「医師がどのように説明したのか」などの，アセスメントの根拠となった情報**になります。

実はもともとの医師の POS では，この S の存在によって，患者さんの話に耳を傾けるようになり，診療の質が向上したといわれています。それに対して**薬剤師の場合は，O の充実がプロブレムの明確化のために重要な**ポイントとなります。

d.　A と P

次に A と P が医療者側の情報です。**A が，S と O からどのように考えたのかであり，P がそれを踏まえてどのようなケアをしたのか，その内容**となります。P は日本語に訳すと「計画」ですが，これは将来の計画ではなく，今，この瞬間に計画したこと（やろうとしたこと），つまり，S と O からどのようにアセスメントし，その結果何をしようとしたのか，その内容となります。

この部分にも，薬剤師が POS を取り入れるにあたっての工夫があります。実は医師の POS においては，今この瞬間の計画も P だし，将来の計画も P なのです。そのプロブレムの A から導き出されたプランは，すべて P の中に含まれるというのが本来の POS なのです。しかし私は，薬剤師が POS の本質を取り入れるにあたっての応用の部分として，「SOAP の P には将来の計画は含めない」ようにしたほうが，「頭の中を POS にする」ためにはわかりやすいと考えています。

e.　Pnext の勧め

そこで，私は「Pnext」という新しい記号を提案しています。これは，P を今この瞬間の計画（薬歴に書くときは「今日やったこと」）と狭くとったとき，**今後やりたいこと，次回への申し送りなどを「Pnext」として別の記号をあてて書いておく**というものです。カルテに書きながら考えていく医師と違って，私たち薬剤師は，SOAP を用いて考えていく作業をすべて頭の中だけでやらなければなりません。そのためには，できるだけ考えるべき構造をシンプルにしておいたほうがわかりやすくなると思うのです。この考え方は，すでに多くの薬局で取り入れてうまくいっていますので，本書にてはじめて学ぶ方もぜひ取り入れてみていただきたいと思います。

表9-2 薬歴記載時の SOAP

#プロブレムネーム

S)	主訴
O)	所見
A)	指導の理由
P)	指導内容
S₂)	指導に対する反応
O₂)	
Pnext)	次やりたいこと，申し送り事項

f. S₂, O₂ の勧め

さて，もう一つ提案があります。それは P を書いた後，服薬指導後の患者さんの反応を，S₂, O₂ として SOAP の中に記録しておくことです。これは指導後の患者さんの様子の「確認」にあたるのですが，その確認したことも記録に残しておきましょうということです。これもすでに実施しているたくさんの薬局がありますので，ぜひやってみてください。

以上の考え方を取り入れると，薬歴記載時の SOAP は，表9-2 のようになると思います。S, O, A, P, を頭の中で完成させ，薬歴記載時には，必要に応じて S₂, O₂ そして Pnext を加え，記録を完成させましょう。

9日目-2

3 「頭の中を POS にする」ために

❶ アセスメントを育てる

a. プロブレムごとに考えるとは

さて，「POS とは，プロブレムごとに SOAP で考えていくこと」であると学んできました。これは実際にはどのようにすればよいのでしょうか？

まず，一つのプロブレムもしくは気付きポイントに着目したときには，他のことにあれこれ浮気しないことが大切ですね。一つのプロブレムに集中しましょう。これは，慢性疾患の患者さんの場合には，すでに述べた「プロブレムを一つに絞る」(p.70「プロブレムを絞ろう」参照)ことにつながります。急性疾患でプロブレムを絞ることができない場合でも，優先順位を考えて，順番にプロブレムを解決していくことです。患者さんとお話をするときも，複数のプロブレムをごっちゃにしないこと。まずこれを意識してください。

b. アセスメントを育てるとは

アセスメントを育てる過程の前半は，気付きポイントについてさらに詳しい情報を集め，プロブレムとして成り立つかどうかを見極めます。これは，プロブレムに相当する一定のアセスメントが想定できるまで，アセスメントを育てていくことを意味します。そしてさらに質問を重ね，「自分が想定したアセスメントが成り立つのならば，どんな事実があるだろうか」と考えながら，アセスメントが確定するまで情報を集めてください。これがアセスメン

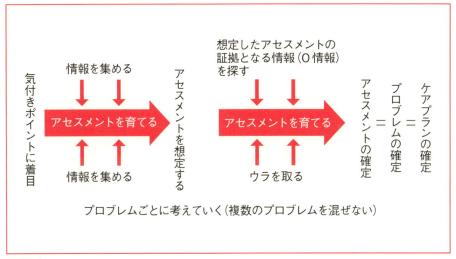

図9-1　アセスメントを育てる思考の流れ

トを育てる後半の過程です。そして**アセスメントが確定するとは，プロブレムが確定する**ということです。このときこちらから質問してアセスメントに必要な情報を聞き出すことを，私は「ウラを取る」とよんでいます。刑事ドラマではありませんが，「こうではないか」（これがアセスメントになる）と推測したことが，「正しい」という証拠を集める感覚ですね。そしてこの集めた情報が，多くの場合O情報になります（p.93 column「ウラを取るということ（O情報の大切さ）」参照）。

　以上をまとめると実際の思考の流れとしては大体図9-1のようになります。このように「プロブレムごとに考える」ことを実践するということは，**実際には情報を入手しながらアセスメントを育てていくことになる**のです。そしてそのときに，SOAPをガイドとして考えていきます。SOAPのバランスを見ながら，そのアセスメントが成り立つためのO情報はもう十分集められたかどうかを見ていくのです。

　SOAPのバランス，およびそれを身につけるための訓練である「SOAP遊び」については，拙著「SOAPパーフェクト・トレーニング」および「SOAPパーフェクト・トレーニングPart2」が詳しいですので，そちらをご覧ください。

❷ クラスタリング

a. クラスタリングとは何か

　次に意識していただきたいのは，クラスタリングです。**クラスタリングとは，「同じ内容のものをまとめていくこと」**です。患者さんから得られた情報を，内容を吟味しながら（つまり瞬時にアセスメントしながらですね），同じものをまとめていきます。ここでいう同じというのは，「アセスメントが同じもの」です。薬が同じとか，病気が同じとかではありません。

b. 分類とクラスタリングは違う〜アセスメントできているかどうか〜

　実は，この「同じ薬の話だからこちら」とか「高血圧についてだからこちら」というように情

報を集めていくのは，分類を行っているだけなのです。分類とクラスタリングは全く別の考え方ですので，混同しないようにしましょう。

　分類とクラスタリングの一番大きな違いは，分類にはすでに枠組みがあるという点であり，クラスタリングは枠組みのあるなしは関係ないというところです。

　分類する場合どのように考えるのかというと，そのものがその枠組みにあてはまるかどうかだけを考えます。たとえば「高血圧の薬に関する話」とか，「A薬に関する話」を集めるとします。この場合，実はアセスメントを全くしていません。その情報がどういう意味を持つのか深く考えないで，「どこに分類できるか」だけを考えてしまうからです。これが一番大きな弊害ですね。

　クラスタリングは枠組みのあるなしは関係ありませんので，その情報の持つ意味を一つひとつ丁寧に吟味し，同じ意味を持つもの（つまり同じアセスメントの情報）を集めていくのです。これを実際に行うには，少し思考訓練をしないと難しいかもしれません。前述した服薬ケア研究会（p.30 注参照）で勉強会を開催しておりますので，チャンスがある方はぜひ直接体験してみていただきたいと思います。

c. 「一通り情報を集めてから」も間違い

　私が研修会などで出会う多くの薬剤師の皆さんから，よく「アセスメントをどうすればよいかわからない」という相談を受けます。そんなとき，よくお話を伺ってみると，たいてい「まず一通り情報を集めて…」というところから話がはじまります。そして，はじめは「情報を集める」つもりで患者さんからお話を伺っているのですが，途中で何か気になる言葉に出会うと，そこで「思いつき指導」をはじめてしまうので，アセスメントは全くしないままに服薬指導が終わってしまうという流れが多いように感じます。

　実はこれ，「まず最初に一通り情報を集めよう」と思っているところから間違いなのです。そうではなくて，「今日のプロブレムは何にしよう」と考えながら情報を集めなければダメなのです。模擬症例を用いた研修会ならまだしも，実務において「最初に一通り情報を集める」ことはできません。なぜなら，実務ではどこまでが「一通り」なのかわからないからです。どこまで情報を集めれば，「もうこれで十分」と判断すればよいのでしょうか。その答えは「プロブレムが確定するまで」です。結局，「プロブレム」を探すという意識がない限り，「ここまで情報を集めれば十分だろう」と判断できないのです。アセスメントを育てながらお話を聞いていれば，O情報が十分に手に入ったところで，「これでこのプロブレムは間違い

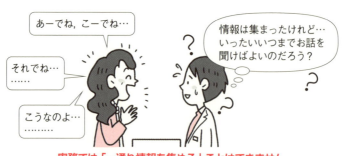

実務では「一通り情報を集める」ことはできません

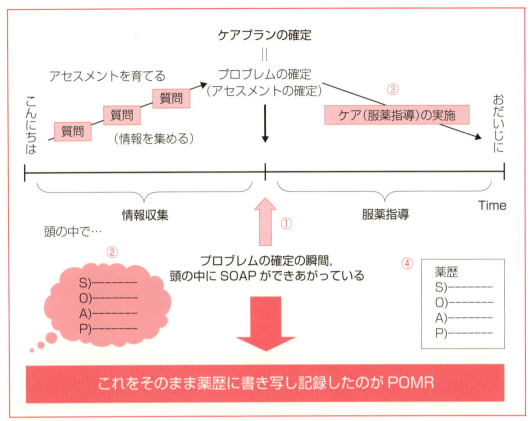

図9-2 薬剤師にとってのPOMRの意味

ないだろう」と確信が持てるところがありますが，アセスメントをしないでただ情報だけ集めていたのでは，それがわからないのです。

❸ 薬剤師におけるPOMRの本質

a. POMR（problem oriented medical record）とは

　実はこの頭の中でSOAPで考えていく思考の流れそのものが，**薬剤師がPOSの考え方を取り入れるときの応用としての大切なポイント**なのです。ここでまた医師におけるPOSとの対比でその意味を説明したいと思います。

　アメリカやカナダでは，POSという言い方はあまりしないそうです。POSではなくてPOMR（problem oriented medical record）とよばれているそうなのです。つまり「記録（record）」が，「problem oriented」であると捉えているのです[1]。

　医師はカルテを書きながら診察します。そのため「記録の書き方をproblem orientedにする」ことで，患者さんを診る視点が変わり，考え方が変わるという効果があらわれます。したがって，この「考え方が変わる」という点が，POMRの持つ本質的な意味ということにな

---

1) 本来薬剤師の場合はこのmedicalのところがpharmaceuticalになるのだが，日本ではそもそもPOMRという言い方そのものがあまり普及していないので，ここはPOPR（problem oriented pharmaceutical record）と言い換えることなく，そのままPOMRを用いることにする。

ります。薬剤師がこの本質的な意味をしっかりと応用するためには，具体的にはどのように
すればよいのでしょうか。

b. 頭の中で SOAP で考えたことをそのまま記録に残す

私はこのように考えました。図9-2 を見てください。

薬剤師は薬歴を書きながら考えるわけではないので，頭の中で SOAP でモノを考え，ア
セスメントを育て，プロブレムを見極めていきます。このとき，プロブレムを確定した時点
（①）で，薬剤師の頭の中には SOAP ができあがっている（②）はずです。そしてプロブレム
が確定した後に服薬指導をする（③）ことになります。この頭の中にできあがった SOAP
を，そのまま薬歴に記録（④）すれば，その記録は医師にとっての POMR と同じものになっ
ているはずです。つまり，**薬剤師が POS を応用する場合の POMR の意味とは，頭の中で
SOAP で考え，その SOAP をそのまま記録すること**だといえます。本来の POMR とは全く
違う観点ではありますが，POS の本質的な価値を薬剤師の医療に応用すると，こういうこ
とになるのではないかと思います。

c. 薬歴は服薬指導の直後に書こう！

この本来の POS の価値を薬剤師がきちんと応用するためには，薬歴は服薬指導が終わっ
た直後に，頭の中の SOAP を忘れてしまわないうちに書くのが一番よいというのは，ご理
解いただけると思います。**薬歴はその場で書くべきである**ということは，これまでも一貫し
て主張してきたことですので，ここでは多くを語らないことにしますが，カルテを夕方まと
めて書いている医師はいません。薬剤師も**その場で薬歴を書く**という本来の在り方を守るべ
きだと私は考えます。

9日目-3

4 プロブレムとプロブレムリスト

❶ プロブレム

プロブレムという言葉は，すでに何度も使ってまいりましたが，POS について学ぶにあ
たって，プロブレムについても改めてまとめておきたいと思います。

a. プロブレムとは着目したところ

プロブレムはそのまま日本語に訳せば「問題点」ということになりますが，私は「着目した
ところ」「焦点をあてたところ」と理解するほうがよいと考えます。**「今自分は何に着目して
いるのか」**がプロブレムであると捉えてください。それ以外にも，「今日の服薬指導のテー
マ」とか，「今日指導したことにタイトルをつけてみてください」というような言い方もしま
す。このほうがプロブレムの本質を理解しやすいのではないかと思います。

b. プロブレムとはアセスメントを一言であらわしたもの

さて，アセスメントとは「S 情報や O 情報をどのように捉えたのか，どのように考えたの
か」ですから，これは言い換えると「今の患者さんの状況をどのように見ているのか」という
ことになります。これは「着目したところ」つまりプロブレムのことですから，「**プロブレム
とは，アセスメントを一言で言い表したものである**」ということができます。もう少し厳密

にいうと，**患者さんのどこを見ているのかがプロブレムで，それをどのように見ているのかがアセスメント**ということになります。ですから，アセスメントを育てていくと，プロブレムが確定するのです。つまり，**アセスメントを育てるとはプロブレムを明確化する過程**なのです。このプロブレムとアセスメントの関係をぜひしっかりと理解してください。

c. プロブレムネームをつけよう

きちんと頭の中がPOSになっていれば，プロブレムが確定した時点でSOAPが頭の中にできているはずです。それを薬歴にそのまま記載するのですが，そのとき，そのSOAPはどんなプロブレムをあらわしているのか，タイトルをつけるようにしましょう。これを**プロブレムネーム**といいます。たった1行のプロブレムネームをつけるようにするだけで，後から薬歴を見直したときに「この日は何について話をしたのだったかな？」ということが，一目でわかるようになります。過去の薬歴を見たとき，そのときの状況を把握するのが早くなるということです。これは忙しい薬局ではとてもありがたいことなのではないでしょうか。**作業効率の向上のためにも，プロブレムネームは必ずつけるようにしましょう**。

実は，プロブレムネームをつけるようにすると，自分の考え方や着目点の，ちょっとした間違いを発見することができるようになります。なぜかというと，**プロブレムネームをつけるときに，もう一度自分が何に着目したのかを改めて考え直すということになるからです**。その結果，ちょっとした着目点のずれとか，足りないO情報があることなどに，気付くことができるようになります。**質の向上という意味でも，必ずプロブレムネームをつけるようにしましょう**。

❷ プロブレムリスト～チーム医療の架け橋として～

a. プロブレムリスト

本来のPOSにはプロブレムリストというものが存在します。残念ながら薬剤師の薬歴には，経過記録をSOAPで書いていたとしても，プロブレムリストが書かれているものはほとんど見たことがありません。いやそれどころか，プロブレムネームがついている薬歴すら，ほとんど見当たらないのが現状でしょうか。プロブレムネームは各自が今日から「つけよう」と思えばすぐにできることですので，本書を読んでくださった皆さんはぜひすぐにはじめてください。しかしプロブレムリストは自分一人でできることではありませんので，本書を読んで「なるほど」と思った方は，ぜひあなたの薬局の薬歴にプロブレムリストを備える

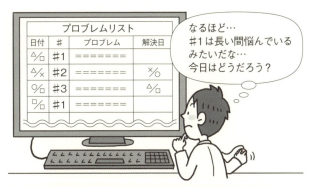

プロブレムリストはサマリーの役割を果たします

準備をはじめてください。

b. プロブレムリストが POS の効果を倍増させる

　　プロブレムリストとは，過去の服薬指導でのプロブレムネームを，日付入りでリストアップしたものです。これまでその患者さんに何をしてきたかが，一目でわかるということになります。ということは，**プロブレムリストがその患者さんへのケアのサマリーの役割を果たすのです**。これがプロブレムリストの大きな効果です。POS を取り入れることの効果が，プロブレムリストで倍増することになります。ぜひ取り入れてほしいと思います。

　　ただ，現在は電子薬歴が多いと思いますので，その薬歴ソフトにその機能がなければどうしようもありません。現在使用している薬歴にその機能がないのならば，薬歴ソフトの変更を考えたほうがよいと思います。そのくらい重要なことですので，ぜひ真剣に考えてみてほしいと思います。

c. 他職種との連携はプロブレムリストで

　　現在，在宅を含む地域のチーム医療において，**「患者さんの現状をどうやって共有するのか」**が大きなテーマになっています。そのなかで，「すべての職種がプロブレムリストを書いて，それを共有すればよいのではないか」という動きがあります。今はまだ小さな動きですので，医師，訪問看護，介護関係者などで統一されてはいませんが，やがてそれが大きな流れになったとき，プロブレムリストがそもそも存在しない薬歴を使っていたのでは，薬剤師だけが置き去りにされることになります。運用の仕方の問題であるならば，相談しながら変えていけばよいのですが，「その機能がない」というのは致命的です。ぜひ将来を見据えて，プロブレムリストの準備をはじめていただきたいと思います。

❸ POS とは薬歴を書くときになって考えることではない

　　POS の考え方について述べてまいりました。賢明な読者の皆さまはもうお気付きだと思いますが，**POS とは，薬歴を書くときになって考えることではないのです。「患者さんが目の前にいる間に，どのようにケア（服薬指導）を組み立てていくのか」という考え方なの**です。最後に改めてここを強調しておきたいと思います。

　　次にその具体的な方法論である「服薬ケアステップ」について解説いたしますが，考え方はすべてこの「頭の中を POS にする」という考え方が前提となっています。本書にて学んだコミュニケーション技法を活かすには，この考え方の理解が必須です。次の「服薬ケアステップ」の方法論と合わせて，こちらは何度も繰り返し学んでいただきたいと思います。

9日目まとめ

- ❖ POSとは「患者さんが目の前にいる間に，どのようにケア（服薬指導）を組み立てていくのかを，プロブレムごとにSOAPで考えていくこと」です。
- ❖ クラスタリングとは，「同じ内容のものをまとめていくこと」です。すでにある枠組みにあてはめ分類することは違います。
- ❖ 本来のPOSの価値を薬剤師がきちんと応用するためには，薬歴は服薬指導が終わった直後に書くのが一番よいのです。
- ❖ プロブレムとは，「着目したところ」「焦点をあてたところ」です。
- ❖ 作業効率，質の向上のために，必ずプロブレムネームをつけましょう。
- ❖ その患者さんへのケアのサマリーの役割を果たすプロブレムリストを導入しましょう。

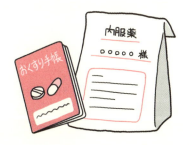

column 薬剤師の初期計画としての初回服薬指導

　医師向けの POS のテキストを読んでみると，必ず「初期計画」というのが出てきます。これは，診断が確定していないときと，診断確定後の治療中では，診るべきところが違うため，一番最初に大まかな方向性を決めるところを「初期計画」として別扱いで論じているのです。もちろん着目すべき情報も全く違いますし，考えるべきことも全く違います。しかし，どちらも SOAP で考えるところは同じです。どちらも SOAP で構成されているため，「初期計画」の概念がしっかり理解できていないと，他職種が POS を学ぶ際に混乱の原因となります。それでは，私たち薬剤師が POS を取り入れるにあたっては，この「初期計画」をどのように捉えたらよいのでしょうか。

　薬剤師の患者さんへの関与は，医師が診察して処方せんを発行した後からはじまります。薬物治療の処方設計も私たち薬剤師ではなく医師が行いますから，医師の「初期計画」と同じことは必要ありません。そのため，**薬剤師の果たすべき役割をよく吟味して，何が医師にとっての「初期計画」にあたるのかをよく考える必要がある**でしょう。

　薬剤師の場合，はじめての患者さんへは，処方されている薬に関する一通りの説明と，気をつけるべき副作用などの注意事項を，一通りお話しなければなりません。したがって，患者さんのほうから特別に質問があるなどなにか問題提起された場合は除き，**一通りの「最初にすべき指導」がある**わけです。これを服薬ケアでは「初回服薬指導」とよんでいます。

　私は，薬剤師の医療の流れを考えた場合，この「初回服薬指導」が医師の「初期計画」にあたるとみなせばよいと考えています。まだ薬を飲んでいない初回と，飲みはじめて一定の期間が経ったあとである2回目以降とでは，やるべきことが違うということです。

　通常の「初回服薬指導」では，処方内容に基づいて行いますので，特に何かない限り患者さんからのプロブレムの抽出はありません。プロブレムの抽出がない場合，それは SOAP の要素を用いて分析していませんから，記録も SOAP ではなく，指導した内容と記録すべき患者情報を列挙するだけとなります。プロブレムが想定されていないので，個別のプロブレムネームも必要ないでしょう。もし，どうしてもプロブレムネームが必要なら，「初回服薬指導」でよいと思います。また，当然本文で述べたような「プロブレムを絞る」こともできません。**必要な指導はすべてする必要があります。これらが薬剤師の「初回服薬指導」の特徴**となります。

POS的思考回路をつくろう！
〈服薬ケアステップ〉

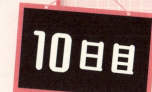

ここでは，POS的思考回路でもって，実際に服薬指導を組み立てていく方法論である「服薬ケアステップ」を学びます。慣れないうちは少し難しいと感じるかもしれませんが，使いこなせるようになれば最強のノウハウですので，ぜひ身につけていただきたいと思います。

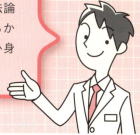

10日目-1

1 服薬ケアステップ

それでは，実際に服薬指導を組み立てるための方法論としての**服薬ケアステップ**を学んでいきましょう。これは患者さんと会話をしている最中に，①今自分はどの段階にいるのか，②どこを目指して会話を進めればよいのか，をわかりやすく意識するためのガイドです。「頭の中をPOSにする」ための実践方法でもあります。

❶ 服薬ケアステップとは何か

a. 単なるハウツーとは違う

服薬ケアステップは単なるハウツーではありません。ですので，ただステップを覚えただけでは，実際に行うことはできません。しかし，自分が今どのステップにいるのかを意識しながら，「そのとき何を考えればよいのか」「何を目指して会話を進めていけばよいのか」を考える目安にすると，とても役に立つ考え方なのです。このやり方で服薬指導を組み立てられるようになると，**行き当たりばったりの指導に陥らなくなり，短い時間で効率よくプロブレムにたどり着き，的確な服薬指導を行うことができる**ようになります。つまり「はずした服薬指導」がなくなる方法論なのです。ぜひ身につけて活用していただきたいと思います。

b. 7つのステップ

服薬ケアステップは，次の7つのステップで構成されています（表10-1）。
それではそれぞれのステップで何をするのか，詳しく見てみましょう。

❷ それぞれのステップで何をするのか

a. ステップ1　質問のジャブ

このステップは，プロブレムのもとになる気付きポイントを探しているところです。**何もヒントがない状態から，「何かヒントはないだろうか」と質問のジャブを打ちながら，気付きポイントを探していきます。**「おやっ？」と思うような気付きポイントが見つかったら，次の

表10-1	服薬ケアステップ
ステップ1	質問のジャブ
ステップ2	気付き・掘り下げ
ステップ3	プロブレムの推定(絞り込み)
ステップ4	情報の追加と確認
ステップ5	プロブレムの確定
ステップ6	ケアの実施
ステップ7	効果の確認

ステップに移ります。

b. ステップ2 気付き・掘り下げ

このステップでは，ステップ1で見つかった気付きポイントを掘り下げてみて，「本当にプロブレムとして取り上げるべきことなのか」を検討します。いくつか質問をしながら，「今日はこのプロブレムを指導しよう」とある程度気持ちが固まるまで気付きポイントを掘り下げます。このステップの特徴は，まだ頭の中でプロブレムが想定されていないことです。**いくつかの気付きポイントの中からプロブレムになりそうなものを探している段階**といえるでしょう。

c. ステップ3 プロブレムの推定(絞り込み)

そして「これが今日のプロブレムでよさそうだな」と，プロブレムを想定できた段階がこの「プロブレムの推定(絞り込み)」のステップとなります。プロブレムが想定できたのになぜ「推定」なのかというと，この後ステップ4の「情報の追加と確認」で，「このプロブレムで間違いない」というところまでアセスメントを育て，確認する作業があるからです。もしその途中でもっと他に重要度の高いプロブレムが見つかったのならば，プロブレムを変更することもあります。ですから，まだ確定はしていないのです。

プロブレムはこれだと思っても，**いったん仮のプロブレムとして，次のステップで本当にそれでよいかどうかを確認する。これが「思いつき指導」にならないために必要なワンステップとなる**のです。

d. ステップ4 情報の追加と確認

そして，そのプロブレムで間違いないかどうかウラを取ります。「そのアセスメントが成り立つならば，こういう事実があるはず」という情報を質問によって追加しながら，「やはり間違いない」という**確証を得るまで**確認をしていきます。このステップが最も重要なステップとなります。

ステップ2とステップ4の大きな違いは，頭の中にプロブレムが想定されているのか，いないのかの違いです。想定されていないステップ2では，プロブレムを探している段階であり，想定されているこのステップ4では，それで間違いないのか確認をとっていることになります。

このステップで追加した情報は，多くの場合O情報としてSOAPに採用されます。アセスメントの根拠になることが多いからです。

e. ステップ5 プロブレムの確定

そして**証拠も揃い**，「これで絶対間違いない」と確信を持てたところが「プロブレムの確定」のステップになります。プロブレムの確定の時点で，頭の中にはSOAPが揃っているはずですので，**このとき頭の中にあるSOAPがそのまま薬歴に記録されることになります。**

さらに，大まかなプランの方向性については，プロブレムが確定した時点で，自動的に決まります。たとえば，「薬が飲めていない」というプロブレムに対するプランは「薬を飲んでもらおう」となるはずなので，大きなプランの方向性は，プロブレムと同時に自動的に決まるのです。そのため，**服薬ケアステップにプランニングというステップはありません。**

f. ステップ6 ケアの実施

そして，ステップ6で実際に服薬指導を行います。先ほど「プロブレムが決まれば，プランは自動的に決まる」と述べましたが，**実際の服薬指導にあたっては，「どのように話せばよいか」という点だけはまだ工夫が必要**です。ここは本書にて学んだ服薬ケアコミュニケーションの技法が活躍する場面ですので，**すでに学んだ知識を活かして，最適なケアを実施してください。**

g. ステップ7 効果の確認

最後にステップ7で効果の確認をします。ただこのステップは，ことによると実際には何も行わないかもしれません。なぜかというと，私たちはすでに**非言語の訴えを読みとること**を学んでおりますので，ケアを実施したときの**患者さんの反応を見て，「うん，大丈夫だ」と確認できればOK**ということになります。「お薬飲めそうですか？」とか，「できそうですか？」とか，確認の質問がうまくできれば，それに越したことはありません。そのような質問をすれば，その反応で服薬指導の効果を確認できることと思います。

10日目-2

2 服薬ケアステップ実践における重要なポイント

❶自分が今どのステップにいるのか常に意識せよ

服薬ケアステップを活用する一番のコツは，**自分が今どのステップにいるのかを常に意識すること**です。それによって，迷うことなく会話を組み立てることができるようになります。会話が弾むと，ついおしゃべりすることに夢中になってしまいがちですが，そこでたとえば「今自分はステップ2にいる」という意識を頭の片隅にきちんと置いておけば，「今はプロブレムを探しているのだ」ということを忘れないですみます。

❷それぞれのステップの特徴

a. ステップの性質には違いがある

もうお気付きの方もいらっしゃると思いますが，7つのステップには，少し違いがあります。それは，ステップ3の「プロブレムの推定（絞り込み）」とステップ5の「プロブレムの確定」は，前後のステップの境目にあたるので，時間的には一瞬で通り過ぎるということです。それに対して，ステップ1の「質問のジャブ」，ステップ2の「気付き・掘り下げ」，ステップ4の「情報の追加と確認」，ステップ6の「ケアの実施」は，患者さんとの会話をするス

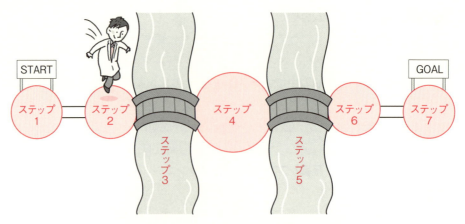

今，自分がどのステップにいるか意識しましょう

テップですので，それなりに時間を要します。このように，3, 5 と，1, 2, 4, 6 は同じように「ステップ」となってはいますが，**全く違う性質のものである**ということをご理解ください。

b. **ステップ 4 が最も重要**

この中で**最も重要なのは，ステップ 4 の「情報の追加と確認」**です。通常の服薬指導の場合，プロブレムが見つかったら，きっとそこですぐに指導をはじめてしまうのではないかなと思います。すでに述べた通り，このステップでこちらから質問して得られた答えは，多くの場合 O 情報として SOAP の中に採用されます。もしこのステップを抜かして，「プロブレムが見つかったから」とすぐに指導をはじめてしまうと，O 情報が足りない状態で指導をすることになります。つまり，**アセスメントの根拠となる大切な情報が足りない状態で，指導をはじめてしまうことになる**のです。これが「はずした服薬指導」の大きな原因の一つです。

c. **足りない情報を聞き出す**

このとき**足りない情報を聞き出すのも，このステップの大きな役割**です。ステップ 4 があるから，必要な情報を不足なく集めることができ，それまでに育ててきたアセスメントが「間違いない」と確認できるのです。だからステップ 4 が最も重要なステップとなるのです。

d. **SOAP のバランスで考える**

実はこのときに **SOAP のバランス**というのが役に立ちます。**O 情報が足りない状態というのは，SOAP のバランスがまだとれていない状態**なのです。この SOAP のバランス感覚を身につけることができると，感覚的に「まだ，プロブレムは確定していない」とか，「これでプロブレム確定にして大丈夫だ」とか，情報の過不足を自信を持って判断できるようになります。このように，**SOAP のバランス感覚を身につけることが，「頭の中を POS にして」素早く服薬指導を組み立てるために必須**なのです。SOAP のバランス感覚は，後述する「SOAP 遊び」で身につけてください（p.95「SOAP 遊び」参照）。

❸ ステップの進め方の実際

a. 違っていたら前に戻る

たとえばステップ2で，「これはプロブレムになりそう」と思って掘り下げてはみたものの，「プロブレムとしては成り立たないな」と思った場合は，一つ前の「質問のジャブ」に戻り，また探し直すことになります。どのステップにいるときもそうですが，**「違うな」と思ったら，そこに固執せずにすぐに前のステップに戻ってください。**

b. 最後までいけなかったらどうするのか

頭の中に SOAP ができあがるのはステップ5ですから，もしそこまでいけなかった場合は，**いけたところまでを薬歴に記載して終わり**となります。まだ確定はしていませんが，ある程度アセスメントは予測してステップを進めているはずですので，それを正直に記録してください。もし，ステップ1の「質問のジャブ」で終わってしまった場合でも，その通りに記録しておきましょう。毎回ジャブで終わったのではちょっと困りますが，**お会いして間がない患者さんの場合には，状況によってはジャブで終わってしまうこともあると思います。**

もし最後までいけなかったときは，何もせずに終わってしまうわけにもいきませんので，今までのやりとりで得られた気付きポイントの中で，「大切だ」と思うことを一つ二つお話しして，今日の指導とします。この場合，アセスメントがまだ確定していませんので，きちんとしたプロブレムが見出せないままに指導をしてしまうことになります。本来ならば，これは「行き当たりばったりの指導」ということになってしまうはずですが，実務の中ではいつも理想通りにいくわけではありません。ただいつもそうではいけないのであって，あくまで服薬ケアステップに則ってケアを組み立てていこうと努力することを忘れないでください。理想は理想として，あるべき姿はあるべき姿として，求め続けていただきたいと思います。

次に，服薬ケアステップの流れを示した図 10-1 を載せますので，理解の助けにしてください。

---

10 日目まとめ

❖ 服薬ケアステップとは，「今自分はどの段階にいるのか，どこを目指して会話を進めればよいのか」を意識して服薬指導を組み立てるための方法論です。

❖ 最も重要なのは，ステップ4の「情報の追加と確認」です。

❖ プロブレムの確定には「SOAP のバランス」感覚が必須です。

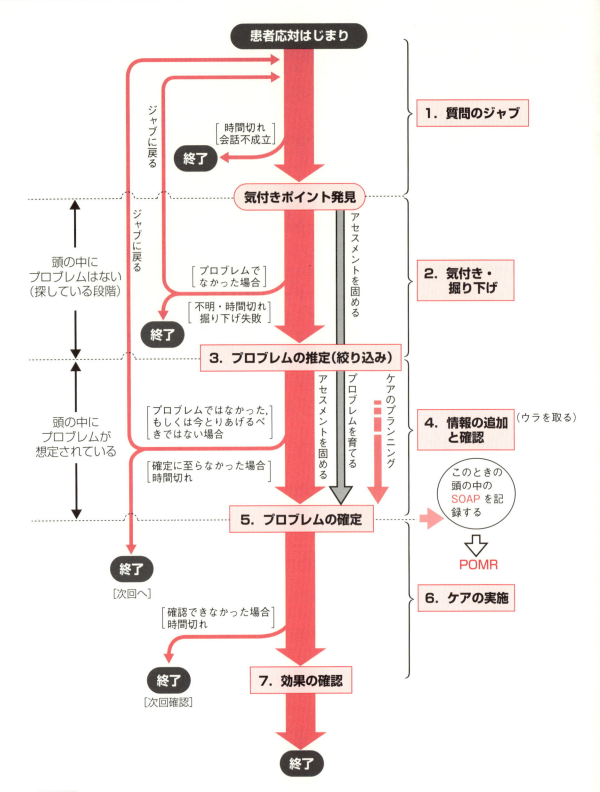

図10-1 服薬ケアステップの基本的な流れ
(岡村祐聡. 会話で学ぼう！薬剤師のための患者応対技術の実践法. 診断と治療社, 2007. より改変)

column　ウラを取るということ（O情報の大切さ）

　POS的思考の組み立ては，理論的な説明では「情報を集め，クラスタリングして，プロブレムに着目して，アセスメントを明確にする」と続いていくわけですが，実務の中では，実は先にある程度アセスメントを予想しながら，その予想が正しいかどうかを確かめていくという流れになることが多いと思います。これを私は，刑事ドラマさながらに**「ウラを取る」**とよんでいます。状況証拠から「犯人はアイツだ！」と狙いを定めてから，その証拠を探すというわけです。POSにおいて，この証拠にあたるのがO情報です。「（この患者さんは）こういう状況なのではないか」と**プロブレムの予想を立てた後，本当にそれが成り立つという証拠を探して，それをO情報として取り上げる**のです。当然これはこちらから質問して答えをいただくことになります。だからこそ**ステップ4「情報の追加と確認」が大事**なのです。

　刑事ドラマ仕立てでいうならば，ステップ1の「質問のジャブ」は，犯人が皆目見当がつかない段階で，地道に聞き込みをするところにあたるでしょうか。そして目撃情報が出た！　となると，これが気付きポイントなわけです。目撃情報で得られた「重要参考人」もしくは「容疑者」を探しはじめるところが，ステップ2の「気付き・掘り下げ」にあたりますね。そして「容疑者発見！」がステップ3の「プロブレムの推定」であり，ステップ4の「情報の追加と確認」がウラ取りというわけです。そして証拠があがるとステップ5の「プロブレムの確定」で犯人逮捕となるわけです。当然冤罪は防がなければなりませんから，推測したアセスメントと少しでも食い違う証拠（O情報）があがれば，すべてを白紙に戻して，前のステップに戻りプロブレム探しを続けなければなりません。**思い込みを捨て，サッと頭を切り替えることができるようになるというのも，重要なポイント**です。このように考えると，服薬ケアステップが少しは身近に感じられるのではないでしょうか。

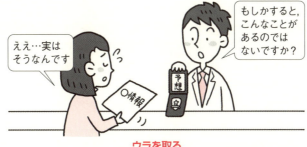

ウラを取る

> ### column　情報提供と服薬ガイダンス
>
> 　服薬ケアには，薬剤師から患者さんに対して情報を提供するときの考え方として，「情報提供」と「服薬ガイダンス」という二つの考え方があります。**「情報提供」とは，薬にとって固有の情報を提供すること**をいいます。つまり，患者さんが誰であっても，同じ薬であれば，すべて同じこと伝えるやり方です。それに対して，**「服薬ガイダンス」とは，患者さんにとっての固有の情報を提供すること**です。全く同じ薬であっても，患者さんが違えば，伝えるべきことも違うし，その伝え方も違うという考え方です。
>
> 　**患者さんの心に届く服薬指導を行いたいのならば，原則「服薬ガイダンス」を行ってください。**私たち薬剤師にとっては同じ情報であっても，「あなたにとってこの薬は…」というように意識的にアレンジして伝えることです。そのほうが患者さんの心に届きやすくなります。

POS的思考回路を
身につけるための訓練

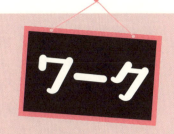

「頭の中をPOSにする」考え方，そして服薬ケアステップについて述べてまいりましたが，説明を聞いただけですぐその思考法ができるわけではありません。そのため，服薬ケアにはさまざまな訓練（ワーク）が用意されておりますので，それを簡単にご紹介したいと思います。これらのワークについての勉強会は服薬ケア研究会（p.30注参照）で実施しておりますので，チャンスがあれば，ぜひ実際に体験してみてください。

1 気付きリスト

　これは**気付く力をつけるための訓練**です。薬局内で行うならば，実際の薬歴を見ながら症例検討会として行っても構いません。そして慣れてくれば一人でもできます。服薬指導に出る前にサッと気付きリストをやってみるなど，実務の中で実際に応用できますのでぜひやってみてください。

　まず，実際の症例でも模擬症例でよいので，処方せんと薬歴を用意します。そしてそこに書いてある情報を参考にしながら，どんなことでも構わないので，気付いたこと，疑問に思ったこと，患者さんに聞いてみたいことをあげていきます。やることはそれだけです。とってもシンプルです。誰でもすぐにできます。**実症例を用いて，施設内で症例検討会として気付きリストの演習をやると，気付く力もついて，実際に次の患者応対へのヒントももらえるので，一石二鳥**となります。

　実症例を用いた気付きリストを成功させるコツは，出てきた気付きポイントに対して，「なぜちゃんと質問しなかったのだ」というように，できていないことを責めたりしないことです。施設内で行うときは特に注意してください。責められると思うと，萎縮してしまって自分の症例は出したくなくなりますし，自由な発想がわいてこなくなります。

　気付く力をつけるコツは，気付きリストをとにかくたくさんやることです。いつもいつも気付きリストをやっていると，だんだん，実際の患者さんが目の前にいる間に，気付きポイントをサッと見つけることができるようになります。先ほど述べたように，これは一人でもできますが，最初は一人でやるより2，3人仲間を集めて複数でやったほうが，いろいろな意見が出てきて発想が広がるでしょう。ぜひやってみてください。

2 SOAP遊び

　これは**SOAPのバランス感覚をつけるために絶対必要な訓練**です。「頭の中をPOSにする」思考力をつけたい人には必須のものだと思います。

具体的には，**日常生活上のできごとを SOAP で書いてみる**ことを行います。架空のできごとでも構いません。そして，S，O，A，P，それぞれの要素を入れ換えたり，他のものに取り換えたりしながら，アセスメントがどうなるのか，プロブレムがどうなるのか，その変化を見ていくのです。これを繰り返すことにより，**どのような状態で SOAP のバランスがとれるのか，そのアセスメントが成り立つためにはどのような情報を持ってくる必要があるのかがわかる**ようになります。このように，SOAP 遊びをくり返すことで，SOAP の基本的なバランス感覚を身につけることができます。

例1を見てみましょう。

例1

S） 次の休みは新潟の実家まで車で 1 週間ほど帰ることにした。
O） 育てている植物は 1 週間も水をやらないと枯れてしまう。
A） 絶対に枯らしたくない。
P） 車に積んで持って帰ろう。

. . . .

タイトル　車で実家へ帰るが植物を枯らしたくないので車に積んで持って帰ろう。

このように日常生活上の何気ない話題で SOAP を作ってみます。これを車ではなく，植物を持っていくわけにはいかない新幹線で帰ることにしたら SOAP はどう変わるでしょうか？（**例1-2**）

例1-2

S） 次の休みは新潟の実家に新幹線で 1 週間ほど帰ることにした。育てている植物は 1 週間も水をやらないと水不足で枯れてしまうかもしれない。
O） インターネットを見たら，自動給水装置が売っていた。
A） 絶対に枯らしたくない。
P） 自動給水装置を買おう。

. . . .

タイトル　新幹線で 1 週間程実家へ帰るが，育てている植物は絶対に枯らしたくないので自動給水装置を買おう。

まず，A の「絶対に枯らしたくない」はそのままにして，枯らさないための方策を考えます。ここでは，自動給水装置をインターネットで見つけて買うことにしました。それを P に置き，その P を成り立たせるために，「インターネットを見たら，自動給水装置が売っていた」という情報を O に持ってきます。そして元の O は，S に移動します。

同じように，別のプランでの解決も考えてみましょう。今度は友人に頼むことにしてみましょうか。要領はほぼ同じです（**例1-3**）。

例1-3

S) 次の休みは新潟の実家に新幹線で1週間ほど帰ることにした。育てている植物は1週間も水をやらないと水不足で枯れてしまうかもしれない。

O) 近所に植物を育てるのが好きな友人がいるが，特に出かける予定はないそうだ。ベランダにスペースもあるようだ。

A) 絶対に枯らしたくない。

P) 友人にプランターか植木鉢を預けて水をやってもらおう。

....

タイトル　新幹線で1週間ほど実家へ帰るが，育てている植物は絶対に枯らしたくないので友人に預けて水をやってもらおう。

　実は，後の2つは「新幹線」はなくても成り立ちますが，ここでは最初の例1の車との対比のために，入れたままにしておきます。

　このようにいろいろ**SOAPをいじってみることで，SOAPのバランス感覚がついてくる**のです。

　SOAP遊びについては，拙著『POSを活用するすべての医療者のためのSOAPパーフェクト・トレーニング』(2010年刊)『POSを活用するすべての医療者のためのSOAPパーフェクト・トレーニングPart2』(2015年刊)の2冊がありますので，詳しくはそちらをご覧ください。

3　歯抜け薬歴

　歯抜け薬歴とは，現状プロブレムがごっちゃになった薬歴を書いている人に，自分の薬歴がいかにいろいろなプロブレムが混在しているのか，また，その結果，それぞれのプロブレムに対するケアが疎かになっているのかを体験してもらうワークです。「プロブレムごとに考える」というのはどういうことかを実体験していただくには，最適のワークだと思います。

　これも**例2**で実際に見てもらったほうがよいでしょう。

例2

S) PT-INR 2.2，BP 126/57　脈拍58
今はけがもなく，立ちくらみも感じない。
夕食後の薬余ってきているとDrにいったら次回持ってくるようにとのこと。

O) 処方DO（7/7）

A) 夕食後飲み忘れると本人。

P) 寝る前服用でもOKです。ふらつき・転倒には十分気をつけておきましょう。

Pn) 次回夕食後分調節。

　たとえばこのような薬歴があったとします。これをプロブレムごとにクラスタリングして，別々のSOAPに書き分けてみます。このとき，書き加えたり，削ったりしてはいけませんが，同じ文言を何度使っても構いません。やってみましょう。

 # 1
S) PT-INR 2.2, BP 126/57　脈拍 58
O)
A)
P)
Pn)

 # 2
S) 今はけがもなく，立ちくらみも感じない。
O)
A)
P)
Pn)

 # 3
S) 夕食後の薬余ってきていると Dr にいったら次回持ってくるようにとのこと。
O)
A) 夕食後飲み忘れると本人。
P)
Pn) 次回夕食後分調節。

 # 4
S)
O) 処方 DO（7/7）
A)
P)
Pn)

 # 5
S)
O)
A) 夕食後飲み忘れると本人。
P) 寝る前服用でも OK です。
Pn)

 # 6
S)
O)
A)
P) ふらつき・転倒には十分気をつけておきましょう。
Pn)

いかがでしょうか。なんと 6 つのプロブレムが混在していました。そして，SOAP が揃うプ

ロブレムは一つもありませんでしたね。唯一，＃3にSとAとPnがあるので，多少なりともケアらしきものになっているようですが，それぞれのプロブレムに対して，ちょっと触れただけで，しっかりとケアできたプロブレムは一つもなかったことがわかります。

　ご覧いただけるとわかるように，このワークの特徴は，それぞれのプロブレムに対して，何をしたのか，何ができていないのかが，一目でわかることです。特に初学者にはたいへん有効です。

　さて，このようになってしまう理由は2つ考えられます。それは，見た通りほとんどアセスメントをせずに思いつきの指導をしている場合と，もう一つは，本当はもう少し丁寧に服薬指導をしているのに，薬歴に書くときに漏れてしまっている場合です。どちらにあたるかは，本人に確認する必要がありますが，どちらの場合でもしっかりと現状を示してくれます。

　ただしこのワークは，すでにクラスタリングがきちんとできる人の場合，歯抜けになりませんので，何の効果もありません。あくまで初学者で，これからPOS的思考回路を作っていきたいという人向けのワークです。クラスタリングができる人には必要ありません。

4　クラスタリングシートによるクラスタリング練習

　このワークはアセスメントの練習です。クラスタリングの概念を学びながら，アセスメントを育てていくことができるようになるために，自分が頭の中でどんなことを考えているのか，紙に書き出して可視化します。

　具体的には，模擬症例をもとにまず気付きリストをやります。そしてそれぞれの気付きポイントについて，例3のようなシートに書き出していきます。

　一応枠がわかれていますが，書き方はかなり自由にやっていただいて構いません。とにかく，何を考えているのか言葉にして書き出してみることが大切です。あらゆる可能性を予測すること

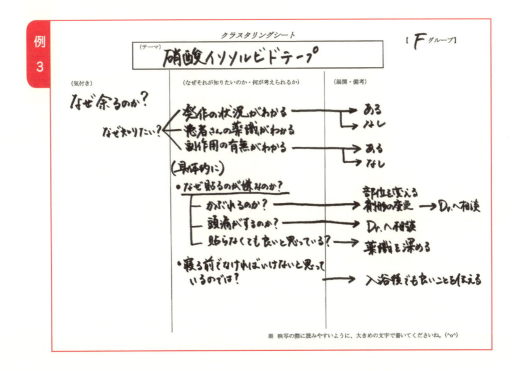

と，それに伴うアセスメントを言語化するところが，このワークのミソなのです。アセスメントが苦手な方は，このワークを何度かやってみることを強くおすすめします。

5　KJ法によるクラスタリング練習

　これはKJ法のワークをそのままやります。KJ法とは，何かのテーマについて，どんなことでも思いついたことをカードに書き出して，それをクラスタリングして島を作り，その島が何を意味するのか考えて（これがアセスメントですね）ネーミングをしていく（プロブレムネームをつける）というワークです。KJ法で使われている概念は，まさにクラスタリングそのものです。これは思考訓練にはうってつけですので，何度でもやってください。

　KJ法はビジネスの現場でも使われておりますし，論文などまとまった文章を書きたいときにも使えます。私たちの練習では，模擬症例を用意して，気付きリストをカードに書き出してKJ法をやります。KJ法の詳しいやり方は専門書に譲りたいと思いますので，ぜひやってみてください。

6　PからはじまるSOAP

　これは歯抜け薬歴と同様に，「プロブレムごとに考える」ということがよくわかるワークです。やはり主に初学者向けのワークです。

　ワークとしては，模擬症例を用意して，模擬の患者応対をシナリオ（会話文）の形で提示します（ワーク図1上）。そしてまずP（指導した内容）に線を引いていきます。このとき指導内容が別のプロブレムになったら，番号を変えていきます。そしてその後は，患者情報（SとO）に対して，それぞれどのプロブレムかを考えながら線を引いて，プロブレムごとに先ほどと同じ番号をつけていきます。すべて線を引き終わったら，それぞれの番号のSOAPを書き出せばできあがりです（ワーク図1下。図では3番のプロブレムのみ例示してある）。このとき，Aだけは会話の中には出てこないことが多いので，SOAPを完成させるときにAをどう書けばよいのか考えます。これは実際の薬歴を書くときにAを考える練習ともなります。シナリオを用意しなければならないので準備が大変ですが，初学者向けの研修として，大変効果のある研修となります。「プロブレムごとに」考えるとはどういうことかが，実感としてよくわかります。

　実務に応用するときは，シナリオはありませんので，頭の中でやることになりますが，自分が指導した内容をしっかりとメモして，指導内容を中心に，プロブレムを考えていくようにしましょう。

7　ロールプレイによるメモの取り方練習

　これはメモの取り方の練習です。実は，多くの薬剤師が正確なメモを取れていないことが多いのです。メモを取る練習もしっかりしておかないと，「頭の中をPOSにする」ことはできません。

　具体的には，模擬症例を用意して患者役を置いてロールプレイを行います。その患者応対の様子をビデオに撮り，本人も含め研修参加者全員で，メモを取りながらビデオを2回から3回見直します。その後，応対実施者からどのように考えてこの指導をしたのか（つまりこれがアセスメントです）を口頭で述べてもらい，それを踏まえて全員で薬歴を書きます（ワーク図2）。

- シナリオを用意します

【シナリオ】

> 薬剤師：○○さん，こんにちは。薬剤師の◇△です。2週間血圧のお薬飲んでいただいて，<u>めまいとかむくみとか，何か気になることはありましたか？</u>③
>
> 患者さん：いえ…<u>特に気になることはないですよ。</u>③
>
> 薬剤師：そうですか。血圧はどうですか？ 今日は測りました？
>
> 患者さん：うん，測ったけど，<u>ほとんど変わっていないね。下がってないよ。</u>③
>
> 薬剤師：そうですか。変わっていないですか。<u>このお薬は効きはじめるまでに2～4週間かかることがあるといわれています。しばらく飲み続けると効果が出てきますので，根気よく飲み続けてください。</u>③
>
> 患者さん：そうなんだ。効いてくるまでに時間がかかるんだね。
>
> 薬剤師：はい。そうなんです。しばらく飲み続けてくださいね。ところで，この2週間，お薬は忘れずに飲めましたか？

- まず指導内容(P)に線を引きます
- 次に患者情報(SまたはO)に線を引きます

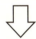

【薬歴】SOAP

> #3 ニューロタンは効果発現に時間がかかることを 理解してもらう
>
> S) （お薬を2週間飲んでみて）「特に気になることはない」
>
> O) 血圧はほとんど変わっていない。下がっていない。
>
> A) 副作用なし。降圧効果はまだ出ていないようだ。服薬意欲の減退を防ぐために，効果発現に時間がかかることを理解してもらうことが大切
>
> P) この薬は効きはじめるまでに2～4週間かかることがあります。しばらく飲み続けると効果が出てきますので，根気よく飲み続けてください。

- 線を引いた文を抜き出し，プロブレムごとにSOAPをつくります
- このときAは，線を引いた文になければ書き足します

ワーク図1 PからはじまるSOAP

　全く同じ応対をもとに薬歴を書いているのに，初学者が多いと，書きあがった薬歴は千差万別になります。力がついてくると，大体同じ薬歴になってきます。非常に興味深い結果が出ますのでぜひやってみてください。このワークはメモを取る練習ですので，次の2つのワークのように，患者設定を厳密にしなくても大丈夫です。

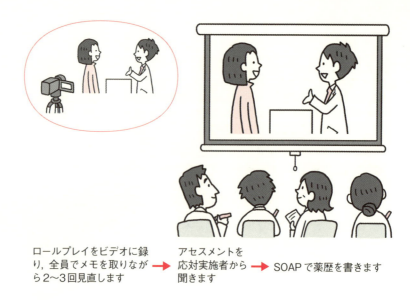

ロールプレイをビデオに録り，全員でメモを取りながら2～3回見直します → アセスメントを応対実施者から聞きます → SOAPで薬歴を書きます

ワーク図2 ロールプレイによるメモの取り方練習

8 「頭の中をPOSにする」グループワーク

　これは服薬指導の実力をつけるための総合演習といってもよいもので，大変力がつくワークです。ただ準備がとても大変なのと，POS的思考を確実にできるしっかりした指導者のもとに行わないと，望ましい結果が出ませんので気をつけてください。

　感情の推移から非言語表現までを，しっかりと準備した模擬患者（SP）[1]を一人置きます。そして，薬剤師役のワーク参加者がグループでディスカッションしながら，どのように服薬指導を組み立てていくのかを話し合います。そして十分に話し合ったうえで，実際に模擬患者に対して服薬指導を行います。これを繰り返しながら服薬指導が一通りすむまで進めていきます（ワーク図3）。

　この演習の一番のポイントは，服薬指導の組み立てが正しくできるかどうかです。行き当たりばったりの指導や思いつきの指導は，ディスカッションの中であぶりだされるためできなくなります。また，実際に服薬指導を行いますので，コミュニケーション技法のチェックも可能です。薬剤師としての力量を総合的にアップすることができる演習です。

　模擬患者を準備するところからかなり高度な技術を要求されますので，すでに開催している研修会に参加されることをお勧めします。服薬ケア研究会（p.30注参照）で開催していますので，ぜひ一度ご参加ください。

9 SP研修

　SP研修とは模擬患者（SP）を相手に，通常と同じように服薬指導をする演習です。「頭の中を

---

[1] 模擬患者（simulated patients：SP）とは，医療者の応対練習の相手役となるために，特別に訓練を受けた人のこと。単に患者の設定を覚えるだけでなく，本物の患者のようにふるまうために，患者としての悩み，痛み，辛さなどの感情の動きまで忠実に再現し，それを応対者に言葉でフィードバックできるように，訓練を受けている。

POSにする」グループワークなどで十分力をつけてきたところで，腕試しとして行うと，**自分が今どのくらいの実力があるのかが一目瞭然よくわかります**。もちろん勉強をはじめるまえに，今の自分の実力を知るために受けても構いません。ただ，現在日本で薬剤師向けに本格的なSP研修を実施できる団体は大変少ないのが現状です。著者が会頭を務める服薬ケア研究会（p.30注）では，本格的に訓練された模擬患者を用いた研修を行っておりますので，ご希望の方はお問い合わせください。

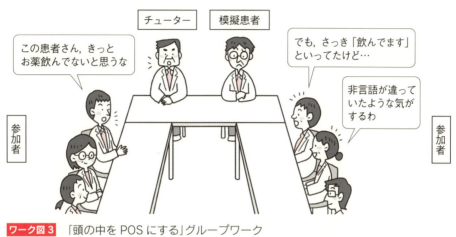

ワーク図3　「頭の中をPOSにする」グループワーク

column　服薬コンサルテーションと服薬カウンセリング

　服薬ケアにおいて「服薬コンサルテーション」と「服薬カウンセリング」は，患者さんから質問を受けた場合の対応の仕方をあらわした言葉です。

　患者さんが答えを知りたくて質問をしてくださった場合，それは「服薬コンサルテーション」にあたります。その場合は正しい答えを素早く提供してください。よくいわれるように，結論を先に述べてからその理由を説明したほうが，患者さんにとってわかりやすいでしょう。

　それに対して**「服薬カウンセリング」は，答えを知りたいのではなく，自分の気持ちを訴えたい場合に，質問という形を借りて私たちに訴えてくるケース**です。たとえば，「この薬強い薬ですか？」という質問を受けた場合は，答えをいうのではなく，「どうしてそのように思われるのですか？」とこちらから聞き返してください。すると「いや，実はね，この薬を飲むとなんだか気持ち悪いような気がするのよ…」というように，本当に訴えたいことが出てきます。こちらから聞き返さない限り，この本当に訴えたいことは聞かせてもらえません。**患者さんが訴えたいことをストレートにいいにくい場合に，このように質問という形を借りて訴えてくることがある**のです。

　この2つの使い分けにあたって一番の問題は，答え方が全く違うため，質問を受けた瞬間にどちらか判断しなければならないということです。「服薬コンサルテーション」では，答えをサッと出したほうがよいし，「服薬カウンセリング」では，答えてはいけないわけです。前後の文脈をよく考え，**非言語をよく見て，どちらか判断してください**。

実務に応用するにあたって

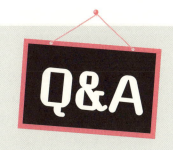

服薬ケアコミュニケーションと服薬ケアを組み立てるための思考方法としてのPOS的思考回路，そして服薬ケアステップについて学んできました。大切なことはほぼ語り得たと考えておりますが，最後にこれまでの経験の中から，よく質問されることなどをまとめて，Q&Aの形で提示したいと思います。きっと皆さまの理解の助けになることと信じます。

Q1 私の薬局では，いかに早く患者さんを帰すかを求められます。私は先生の講義を聞いて早く帰すことがすべてではないと思いましたが，現場で実践するのは難しいです。話が長くなると怒られます。

A 確かにそういう薬局はあると思います。そのような現場で自分一人だけ丁寧な応対を実践するのは難しいですよね。お察しします。これに対する考え方はいくつかあると思いますが，まずはあなたの考えは正しいということを申し上げておきたいと思います。これから在宅などの地域でのチーム医療が求められ，さらにセルフメディケーションが現実味を帯びてくる時代となります。これからの時代に必要とされることは，「いかに早く患者さんを帰すのか」ではなくて，「いかに丁寧に話を聞いて，患者さんの満足度を高めるのか」です。辛い環境ではあるでしょうが，ご自身の学びはしっかりと続け，あなた自身の実力をつけてください。状況を改善するためには，圧倒的な実力をつけることがまず必要です。

　そして，対策としてまず真っ先に申し上げたいことは，患者さんを味方につけることです。患者さんを徹底的に自分の味方に引き入れてください。どんなに上司から「早くしろ」といわれても，患者さんからあなたの丁寧な対応を求められたのなら，それに文句はいえないはずです。そして，「かかりつけ薬剤師」として見える形で患者さんとの結びつきを作っていってください。たとえば，あなたが「かかりつけ薬剤師」として100人，200人の患者さんを持っているならば，あなたの薬局内での立場は全く変わってくると思いますが，いかがでしょうか？　その上で上司または経営者の方と，よくよく話し合ってみてください。もしかするとなかなかわかってはもらえないかもしれませんが，それでも，あなたの信じる薬剤師の医療の本来の在り方を，理解してもらうように努力してみてください。

　次にいえることは，国は現在の薬局数は多すぎると考えています。本当に国民に信頼され，望まれる薬局以外は，淘汰される日がそこまで来ていると思います。そのとき生き残るのは，「患者さんを早く帰す薬局」ではありません。患者さんが「たとえ待ってでもこの薬局のこの薬剤師から薬をもらいたい」と思うような，丁寧な応対をする薬剤師のいる薬局です。あなたがこれから

もよい医療を担う，よい薬剤師として仕事をしたいのであるならば，思う存分自分の実力を発揮できる環境を求めたほうがよいかもしれません。ただ，あくまで「現在の環境から逃げた先によい環境はあらわれない」というのが私の信念でもありますので，「サッサと逃げ出せ」という意味ではありません。現在置かれている環境において最大限の努力をすることと，自分の実力の向上を図るという点において，できる限りの努力を続けていけば，きっとあなたの力を必要としている現場からオファーがあると思います。それを信じて努力を続けていただきたいと思います。頑張ってください。

Q2 コミュニケーション技法を身につけるのに，訓練が必要だというのはよくわかりましたが，どのくらい訓練すれば，効果が出るくらい使いこなせるようになるのでしょうか。

A そうですね。人によって千差万別なため，期間でどのくらいというのは難しいと思います。目安としては，まず繰り返しが自然にできるようになるところを目指してください。繰り返しがうまくできるというのは，会話のリズムを邪魔しないでうまく繰り返せることをいいます。会話を途切れさせることなく自然に繰り返しができるようになれば，まずは第一段階はクリアだと思ってください。さらにいうならば，自分で「この技法を使っている」と思って使うのではなく，その状況において自然に口をついて出てしまうようになれば，さらに上達していると考えて間違いありません。自分がその技法を使っていることを忘れてしまうくらい自然になればもう合格ではないでしょうか。

そして技法を使っているときでも，無意識に話をしているときでも，患者さんのことを第一に考えているかどうかを振り返ってチェックしてみてください。必死になって技法を使っているときは，意識は相手ではなく自分のほうを向いているはずです。そうではなくて，自分の心のベクトルが相手の心にすべて向いているのならば，技法を使いこなせていると考えてよいと思います。

私が経験した事例で参考になるようなお話をするならば，ちょっと習っただけで繰り返しがすぐにうまくできるような人は，もともと会話のリズムをつかむのがとても上手な人です。そのような人がこの服薬ケアコミュニケーションの研修会に来てくださったのですが，研修会に1日出ただけでまるで変わってしまいました。そして翌月の研修会でお会いしたときは，もうベテランのように使いこなしていました。逆に1日の研修会ではなかなかうまくできなくて，苦労していた人がいました。その後も子供さんとの会話やご主人との会話の中で努力を続けていたようで，半年くらい経ったときに研修会でお会いしたときには，とても上手になっていました。ですので，もしあなたが苦手だなと思ったとしても，半年くらいは頑張って続けてみてください。気がついたらきっと変化が生まれているはずです。

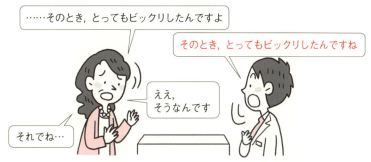

会話のリズムを邪魔しないで繰り返せるようになるまで練習しましょう

Q3 以前，コミュニケーションの勉強をしたときには，「傾聴」がとても大事だと習いました。自分でも一生懸命傾聴を続けてきたつもりですが，もう一つコミュニケーションが得意になったような気がしません。先生のお話には「傾聴」が出てこないのですが，傾聴はしなくてよいのでしょうか？

A とてもよい質問をありがとうございます。

　コミュニケーション技法には，いろいろな流れがあります。私もいろいろ勉強してきましたが，確かに傾聴をとても重視する先生はいらっしゃいます。傾聴の姿勢は，私もとても大切だと考えています。ただ，私がこれまでたくさんの方に教えてきた経験から，傾聴を「ただひたすら聞けばよい」と捉えている人は，服薬指導を自分で組み立てることができない人が多いようだと感じてきました。傾聴とはただひたすら聞くことではありません。自分の心を相手に心を合わせてゆくことであり，相手に思いっきり関心を寄せることなのです。きっと教えている先生はそのようなつもりで教えているのではないのかなと想像するのですが，単に行為として「ただひたすら聞く」と覚えてしまうと，うまくいかないようです。

　愛情深いまなざしを持って，ひたすら相手に関心を寄せていくというのは，服薬ケアの基本姿勢です。どんなときでも基本的にその姿勢を貫いてほしいと思います。実はずっと以前は，私も傾聴という言葉を使って教えていました。しかし，「言葉だけ覚えてしまうと基本的な姿勢として身につかない」ということを感じたので，最近は傾聴という言葉は使わなくなりました。

　傾聴の姿勢は，相手の心の動きを，まるで自分のことのように受けとる努力をすることです。それはもう少し具体的にいうと，相手が喜んでいるならそれをわがことのように喜び，相手が辛い思いをしていたならまるで自分が辛いかのごとくその気持ちを受けとることです。少しでもそんな自分に近づけるように，努力してみてください。

　このとき一つ注意点があります。たとえば，相手の気持ちに思いっきり関心を寄せてお話を伺っていると，相手の気持ちが自分の心にジーンと伝わってくるときがあります。これがいわゆる「共感」（p.36 column「共感と共鳴」参照）した状態なのですが，このとき相手の気持ちを本当に「わかったのだ」と思ってしまってはいけません。それは多くの場合思い上がりです。当事者の本当の気持ちは，本人でなければわからないのです。少なくともそう思って接する必要があります。したがって安易に「よくわかります」というようなことはいわないほうがよいと思います。簡単にわかったようなことをいうと，「私の気持ちがあなたにわかるはずがない」と，相手を傷つけ

てしまうことがあるからです。そんなときは，「あなたのお話を伺っていると，私まで辛い気持ちになってしまいます」というように，あくまで自分の気持ちを述べるようにすることです。

　以上のように，「傾聴」という言葉を意識するのではなく，服薬ケアの基本姿勢を意識するようにしてみてください。きっとそのほうが上達した実感を感じていただけると思います。

服薬ケアの基本姿勢

- **相手の心に思いっきり関心を寄せる**
  - ー患者さんのことを第一に考える
  - ー本気になって患者さんのことを考える
- **心のこもった言葉を使う**
  - ー心のこもった言葉は，患者さんがお家に帰ってから（自分のいないところで）仕事をする
  - ー心のこもった言葉を発するためには，自分の心を動かせ。ただし冷静で合理的な判断力は失うな
- **感謝の気持ちを持つ**
  - ー患者さんと出会えたことに感謝し，お役に立てたことに感謝する

Q4 服薬ケアの勉強をするようになって，だいぶコミュニケーションもうまくとれるようになってきた実感があります。ただ，その分患者さんから信頼されるようになり，ときにとても深刻な話を持ちかけられることがあります。先日もある患者さんから，「先生からガンだといわれた」と打ち明けられ，私としては何かいってあげたいのですが，なんといってあげればよいかわからず，結局何もいえませんでした。このような場合はどうすればよいのでしょうか。

A 　コミュニケーションがうまくいくようになった実感があるというのは，とても素晴らしいことです。頑張りましたね。さて，その結果患者さんから信頼されて，深刻な話を持ちかけるようになって困っているということですが，実は，これまで服薬ケアを学んで上達した多くの薬剤師が，皆同じような悩みを抱えています。あなただけではありませんので安心してください。

　そのようなとき，患者さんの気持ちを想像してみてください。感情への着目です。患者さんは「自分がガンである」という厳しい現実を突きつけられて，きっと自分自身でもそれを受け止めきれなくて，薬局にいた信頼できるあなたに，どうしても聞いてもらいたくて話したのではないでしょうか。だとすると，その時患者さんが最も望んでいたことは「きちんと聞いて差し上げる」ことだったはずです。何か気の利いたことをいってほしくてあなたに打ち明けているわけではないと思うのです。まずは思いっきり関心を寄せて，しっかりと聞いてあげてください。何もいわなくて結構です。黙って聞くだけで患者さんの大きなニーズは満たしているはずです。もし，そのときあなたの心の中に何か感情がわいてきたら，素直に，本当に素直に，その気持ちを言葉にあらわしてください。それだけで十分だと思います。

　こんな話があります。あるとき，私の講演に来てくださった薬剤師さん（40代前半，女性）から聞いた話ですが，ある50代くらいの女性の患者さんに，同じように「ガンといわれてきた」と打ち明けられたそうです。そのとき一番素直にわいてきた気持ちが「今この人はどんな気持ちな

んだろう」だったので，一通り話し終わって少し落ち着いた様子が見えたところで，「今，どんな
お気持ちですか？」と聞いてみたところ，涙を少し流して「わからない…」と答えたそうです。そ
して少し間をおいてから「でも，話を聞いてくれてありがとう」とおっしゃったそうなんですね。
そのときには少しだけ顔色が明るくなっているような気がしたということです。次に心にわいて
きたのが「ご家族にはもう話したのだろうか？」ということだったので，「もうどなたかご家族の
方にはお話になったのですか？」と聞いてみたら，「そうね主人に話さなきゃ。話したのはあなた
がはじめてよ」ということだったそうです。そしてニコッと笑って「主人がきっと心配してるか
ら，これから電話します」といって，薬局を出ていかれたということです。実際の会話はたいし
てしていませんが，私はこの薬剤師さんの受け答えはとても立派だったと思います。

　何かいってあげたいという気持ちは素晴らしいのですが，何もいえなかったら，黙って聞いて
いるだけでも構わないと思います。それよりも，どれだけ自分の心が真っ直ぐ患者さんのほうに
向いているのか，「こういうときはどうしたらよいのだろう」などと考えずに，真っさらな気持ち
で患者さんの気持ちを受けとっているかどうかのほうが大切なのだと思います。

　一つだけ心してほしいことは，そのような深刻な場面から絶対に逃げようとしないことです。
明らかにどうしてよいかわからないという態度や，おどおどして逃げ腰になる態度は，信頼を裏
切ることになりますのでやめましょう。何もしなくていいです。何もいわなくてもいいです。た
だ，下っ腹にグッと力を入れて，患者さんの気持ちを真正面から受け止めて差し上げてください。

Q5 「気持ちを聞く」というのがショックというか，今まで考えたこともなかったの
で，とても新鮮でしたが，実際にはうまく聞けるとは思えません。「今どんなお
気持ちですか？」といきなり聞かれても，聞かれた方が困ってしまうのではない
でしょうか。それに，相手によって失礼になってしまわないか心配です。

A　ご心配よくわかります。もちろん失礼にあたらないように配慮していただきたいと思います。
私自身も最初は怖かったです。「こんなこと聞いて大丈夫だろうか？」と思いました。しかし勇気
を持って聞いてみると，意外に大丈夫でした。いや，大丈夫どころか，行動変容のきっかけにな
ることが多かったので，逆にこれは大切だと強く感じました。

　アドバイスとしては，単なるハウツーとして「使ってみる」のはやめたほうがよいと思います。
何度も出てくる服薬ケアの基本姿勢ですが，相手に思いっきり関心を寄せて，素直な気持ちで聞
くことです。素直に聞きたいと思えない場合は，聞かないことです。本当に人に関心を寄せる
と，「今，辛いだろうな」とか「どんなに辛いだろう」とか，相手の気持ちを考えると居ても立って
も居られない気持ちになることがあります。そんなときに，「お辛いですね」といってもよいので
すが，わかった気にならないという意味でも，「今どんなお気持ちですか？」と聞いてみて，「そ
りゃあ辛いわよ…」といわれてから「辛いですね…」と返したほうが，うまくいくことが多いとい
うことです。相手の感情はこちらから言い当てるのではなく，本人に語ってもらってから繰り返
すのが，はずさないコツです。そのように覚えていただくと間違いが少ないのではないでしょうか。

　お互いの心の交流がしっかりと成り立っている会話の中であれば大丈夫ですので，「今，この
人はどんな気持ちなんだろう」と素直に思えたときに，勇気を持って聞いてみてください。

Q6 私は以前コミュニケーションの勉強会で「繰り返し」を習ってきて，実際に使ってみたら，患者さんから「バカにしているのか！」と怒られてしまいました。確かに自分も人から何度も「繰り返し」されると不愉快な気分になります。私は「繰り返し」を使うのはやめたほうがよいと思います。

A なるほど。あなたは「繰り返し」をされて不愉快な気持ちになられたのですね。

さて，いくつかの論点があるように思います。まず，「繰り返し」が一番うまくできている状態とは，相手が繰り返されていることに気付かない状態です。「繰り返し」がうまくできると，自然に会話が弾み，どんどん気持ちよくしゃべってくださるようになります。したがって相手が怒るということは，繰り返しがうまくできていないということになります。もう少し練習してみてください。

そしてこれは自分が使われているときも同じなんですね。うまく使ってもらえれば，気持ちよくしゃべらせてもらえるので，不愉快にはならないはずなのです。ただご指摘のように，「繰り返し」というものを習った後だと，相手がどんなにうまくても，「あ，『繰り返し』を使っているな」と気がついてしまいます。しかし，気持ちよくしゃべらせてくれるようにうまく「繰り返し」を使ってもらえると，別に不愉快な気持ちにはならないと思います。私の周りには，服薬ケアコミュニケーションを勉強している人がたくさんいます。雑談の中でも，皆，自然に「繰り返し」を使っています。しかし不愉快になるような場面には，あまり遭遇したことはありません。

これは何度も出てくる服薬ケアの基本姿勢なのですが，結局，相手に関心を寄せているかどうかが問題なのではないかなと推察します。あまり相手に関心がないのに，ただ言葉尻を繰り返すだけだと，相手はあまりよい感じはしないと思います。つまり，問題は「繰り返し」の是非ではなく，「基本姿勢」ができているかどうかなのではないかなと思います。

誰でも最初はうまくできないのはあたりまえです。したがって練習が必要ですが，練習は，うまくいかなくても謝れば許してもらえる親しい間柄どうしで行ってください。そして親しき仲にも礼儀ありですから，「今自分はコミュニケーションの勉強中なので練習させてね」ときちんと断ってからにしましょう。できれば勉強している人同士で練習するのが一番ですね。相手のうまいところをマネしていけば，お互いに上達が早くなります。うまくなってくると，やがて「繰り返し」の言葉がつい口に出てしまうようになるはずです。そうなればもう患者さんの前でも使えると思います。頑張ってください。

Q7 「感情への着目」は本当に大切だと思いました。でも，どうすれば感情に着目できるのかがよくわかりません。処方せんを見ても，薬歴を見ても，患者さんと話していても，全く思い浮かびません。どうすればできるようになるでしょうか。私も感情に着目できるようになりたいです。

A まずは「感情への着目」に着目してくださって，ありがとうございます。第一歩クリアですね。「感情への着目」が大切だと思わない限り，できるようにはなりません。

さて，もしかすると「感情への着目」の理解が，まだ曖昧なのかもしれませんね。いや，これま

で全く意識すらしていなかった人にとっては，誰でもそうだと思います。あなただけがよくわからないのではないですから，安心してください。

　私たち薬剤師は，知識としてさまざまな事柄を知っています。そしてそれを患者さんに伝えようとします。たとえばある薬に「下痢」という副作用があるとして，その薬が処方されていたら，「お腹がゆるくなることがありますが，このお薬のせいですので心配ありません。もしひどいようなら，下痢止めを一緒に飲んでいただきますので，先生にお話ください」というような服薬指導をすると思います。事実に着目するとこれで終わりなのですが，感情に着目すると，「その患者さんがその下痢をどれくらい嫌だと思っているのか」が問題になってくるのです。たとえば，普段から便秘気味の人でむしろ好都合の場合，「ホントだ！毎日出るようになった」とむしろ喜ぶかもしれません。逆にもともと胃腸が弱くてすぐに下痢をするタイプの人なら，いつも下痢が続いて大変辛い思いをされるかもしれません。QOLの向上が医療の目的であるなら，私たちは，「あなたにとってそれがどれくらい嫌なこと（辛いこと）なのか」に着目しなければ，真のプロブレムにはたどり着くことができないのです。これが「感情への着目」が必要な理由です。「この薬には下痢という副作用がある」という知識だけに依拠し，「下痢が起きたか起きなかったか」という事実だけに着目したのでは，ダメなのです。「本人がその事実をどの程度嫌だ（辛い）と思っているのか」が真のプロブレムなのです。

　「感情への着目」はいろいろな場面で出てきますので，この例のようなケースがすべてではありませんが，少しでも理解の助けになれば幸いです。

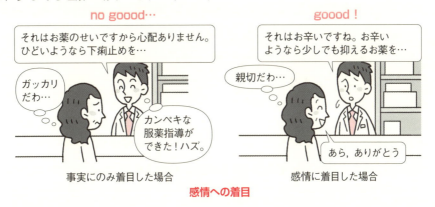

感情への着目

Q8 うちの薬局は電子薬歴です。SOAPは一つしか書けませんし，プロブレムリストもありません。きちんとした薬歴を書きたいと思うのですが，どうしようもありません。

A 　本文の中でも述べた通り（9日目 POS的思考回路をつくろう！〈頭の中をPOSにする〉参照 p.75～），POSの本質を考えたとき，「SOAPはプロブレムごとに」組み立てる必要がありますし，「プロブレムリストがないと，本来のPOSの利点は活かせない」のも事実です。昔の紙薬歴の時代ならば，「プロブレムごとのSOAP」は書く人しだいですぐできますし，「プロブレムリスト」も新しいフォーマットを自分で作り，薬歴に挟み込めばすぐにでもできたのですが，電子薬歴ではそうはいきません。その機能がなければどうしようもないというのが正直なところです。

その場合，最終的にはその機能がある薬歴ソフトに変更するしかありません。これはかなりのお金がかかることですので，経営者ならばともかく，一従業員薬剤師としては，いかんともしがたいものがあります。まずは上司をしっかりと説得し，薬局内で正しいPOSの知識を普及してください。そしてリース更新の時期に合わせて，違うソフトに変更してもらうしかないでしょう。

ただ，あきらめるのはまだ早いかもしれません。もしかすると，SOAPを複数立てる機能はあるかもしれません。発注したときに，基本設定にてその機能を使えなくしているだけなのかもしれません。あるいは，ほんのちょっとプログラムをいじるだけで復活できるかもしれません。ソフトメーカーを呼んで聞いてみてください。

実は，電子薬歴が出はじめの頃は，多くのソフトにプロブレムリストが存在していました。初期の頃はPOSの本を参考にしながら，ソフトの開発が行われたからです。しかし，その後バージョンアップを重ねるうちに，「ニーズがない」という理由でだんだん削られてきてしまったのです。ということは，「ニーズがあれば」また復活される可能性があるということです。在宅において，患者情報の共有化のために，プロブレムリストを要求するドクターもいると聞きます。在宅を中心とした地域のチーム医療の時代に生き残りたい薬局は，ぜひ要望を出してプロブレムリストを装備しましょう。

Q9 「プロブレムを1つに絞る」というのは，なるほどと思い，実践しようとしていますが，絞ろうと思ってもどうしても絞れません。どうしたらよいでしょう。

A これには大きく2つのケースが考えられます。

まず一つ目は，薬剤師の側がうまく話題を絞れずに，「思いつき指導」を途中で入れてしまう場合ですね。もしくは，患者さんがおしゃべりがとってもお好きな方で，話がどんどん広がってしまって，うまく絞れなくなってしまうこともありますね。この場合，純粋に自分の服薬指導を組み立てるスキルをあげてください。本書をしっかりと学んだうえで，「頭の中をPOSにする！」グループワーク（p.102参照）に何度も参加することをお勧めします。

次に考えられるのは，目星をつけたプロブレムに，どうしても副次的なプロブレムがついてきてしまう場合ですね。たとえば，吸入薬をどのくらい使ったらよいかをプロブレムとして取り上げ，掘り下げているとしましょう。そのお話の中で，実はそもそも吸入のしかたにも間違いがあって，きちんと吸入できていなかった可能性が浮上してきた場合，これは次に回すことはできないと思いますので，両方取り上げるしかありません。一つのプロブレムを取り上げるなかで，関連するプロブレムが見つかった場合は，一つには絞れないこともあるのです。その場合は，「一つに」というところにこだわらず，「話題を広げ過ぎずに絞る」という意識で応対してください。当然2つ取り上げたら，SOAPは2つになります。

そのような場合メモを取るといっても，実際には2つのSOAPをメモ用紙に書くことになります。本来ならば直接薬歴に書いてしまえば，それでその患者さんへのケアは終わりになります。一度メモに書いてから薬歴に書きうつすのは，無駄な作業ということになりますので，周りの理解が得られるならば，そういう患者さんだけでもその場で薬歴を書いてしまうとよいと思います。

Q10 先生のおっしゃるように，投薬直後に薬歴を書いたほうがよいということはよくわかります。でも，現状を見る限りそれは夢でしかないように思えてしまいます。本当に投薬直後に薬歴を書けるようになるのでしょうか。

A おっしゃることはよくわかります。「薬歴なんて書いてないで，早く次の患者さんを投薬しろ」というのがあたりまえになっている職場にいると，その場で薬歴を書くなんて，夢のまた夢という気持ちになってしまいますよね。でも私は実際に「必ずその場で薬歴を書く」という薬局をいくつも作っています。途中で切り替えることも混乱なく成功しています。やればできるのです。やろうと思うのか思わないのかというところが，まず最初の大きなポイントだと思います。

ただ，その状態を維持するのも難しいのは事実のようです。大きなチェーン薬局の場合は，「応援に入ることができない」などと理屈をつけられて，結局周りからやめさせられることがあります。あるいは薬局長が変わると一気にもとに戻ってしまうことも多いようです。結局誰かが強い意志でもって，「これが薬剤師の医療の正しいやり方だ」と頑張るしかないのかもしれません。経営者が強い意志ではじめればできると思いますが，今度は「薬剤師の募集のときに困る」などという話も聞いたことがあります。「同じ給料でそんな大変なことやらされるのは御免だ」と，他の薬局へいってしまうというのです。なぜ「この薬局で実力をつけよう」と思わないのか，残念でなりません。ただ，これからセルフメディケーションの時代になっていくと，実力のある薬剤師は高給で奪い合いになる一方，実力のない薬剤師は，安い給料でないとどこも雇ってくれなくなる可能性があります。薬局側の立場でいうならば，将来を見据えた場合，実力をつけることを嫌がる薬剤師は採用しないほうが得策だと考えられます。ですので，嫌がって他へいってしまうような薬剤師は，採用しなくてよかったと考えましょう。

しかし残念なのは，その場で薬歴を書くことを「できない」という理由が，どれも医療の本質ではない理由であることですね。結局のところ「面倒である」「忙しい」などという理由に流されているだけなのではないかなと思います。もう少し医療の担い手としての自覚とプロ意識を持ってほしいというのが，正直なところです。

こんなたとえ話はどうでしょうか。あるラーメン屋さんが美味しいと評判で，お客さんが殺到し，大変忙しくなったとします。あまりに忙しくて，手間を省きたくて，本来入れるはずのチャーシューなどの具を入れるのやめたとしたらどうですか？　暇な時間帯にいくとチャーシューが入っているのに，忙しい時間帯には入っていない。これではお客さんは怒りますよね。どんなに忙しくても，忙しいという理由で本来入れるべき具を抜くというのは，ラーメン屋としてやってはいけないことですよね。医療施設である薬局において，忙しいという理由で薬歴をおろそかにするというのは，実はこれと同じことなんです。それをまず理解してください。

とにかく，まずはあなたがどんなに忙しくてもその場で薬歴を書くことができるような実力をつけてください。いざ，そういう環境におかれたときに，結局実力不足でその場では薬歴が書けないというのでは，話になりません。たとえ今すぐそうなるとは思えなくても，自分の実力は自分の責任でしっかりとつけておきましょう。そしてあきらめずに粘り強く，周りを説得してみてください。頑張ってください。

Q11 コミュニケーションどころか,「とにかく早くしろ」という取りつく島のない患者さんにはどうしたらよいでしょうか。せっかく習った技法を使おうにも,全く会話が成り立ちません。

A そういう患者さんいますね,確かに。そのための対策というか,考え方はちゃんと用意されているのですが,その前に,そういう患者さんはなぜそうなってしまったのか,考えてみましょう。感情への着目です。

まずいえることは,そのような患者さんは薬剤師の役割に期待していないということですね。医療者としての薬剤師を必要としていないわけです。残念ながらまだまだこのような人はたくさんいると思います。

このような人は,薬剤師の医療に出会って「よかった」「ありがたかった」という経験がないのだと思います。結局,制度としての院外処方せんの発行が進んできた今でも,薬剤師の恩恵を感じている国民はまだ少ないということなのかもしれません。これに対しては,薬剤師全体で一丸となって,アウトカムを示していくしかないですね。

さて,薬剤師の恩恵を感じていなくても,それだけならば「とにかく早くしろ」と急かせる必要はないはずですよね。ということは,そういう患者さんは,単に薬剤師の必要性を感じていないのではなくて,薬剤師と話をしたくないのだと思うのです。つまり積極的に薬剤師の関与を嫌がっているのではないかなと推測します。なぜなのでしょう?

これは私の想像ですが,院外処方せんの発行がはじまってから30年以上経つなかで,はずした服薬指導でうんざりしたり,根掘り葉掘り聞かれて嫌な思いをしたり,「薬局の薬剤師と話をして不愉快な経験がある」のではないかと思うのです。だから予防線を張って,できるだけ話をさせないように「早くしろ」というのではないかと思うのですね。

もちろんそれはあなたの責任ではありません。でもそんな方ににこやかに話を聞いていただくためには,あなたが,そんな患者さんの心を開くように努力するしかないのです。

そこで紹介したいのが服薬ケアでいわれる「3分と30秒の法則」です。患者応対の時間配分についての話なのですが,まず3分の法則のほうは,「たとえば3分程度の一定の時間で,次々と患者さんをお呼びできると,待たされ感が少ない」ということです。それほど混雑していなくてゆったりしている薬局ならば,5分でも10分でも構いません。ポイントは,「一定間隔で次から次へと患者さんをお呼びできると,待たされ感が少なくなる」というところなのです。そうはいっても,患者さんによって処方内容もそのとき必要な指導内容もバラバラですから,きれいに揃えることはできません。それは構わないのです。でもたとえば,特別な理由で長くなりそうな患者さんの場合は,相談コーナーなど別な場所に案内して,投薬カウンターは空けたほうがよいと思います。そうすれば,「だいたい一定間隔で次から次へと患者さんをお呼びする」ことは実現可能です。

さてここでお話したいのは,もう一つの30秒の法則のほうです。これはまさにここで話題になっている,「余計なこといわないでよいから早くしろ」という患者さんへの時間の使い方なのです。まず前提として,「早くしろ」といわれたら「わかりました。お急ぎですね」と急いでいる様子を態度で示してください。しかし,最低限の確認と薬を薬袋に詰めて会計をするまでの間に,ど

んなに短くても30秒はあるはずですので，この30秒を使い切りましょう。**手はきびきびと動かしながら，この30秒を黙ってしまうのではなく，大切なこと，患者さんが興味を引きそうなことを話したり，質問したりしてください。**本当に興味がある話題にうまくぶつかった場合には，さっきまで「早くしろ」といっていた人が，立ち止まって5分，10分話を聞いていったなどということは，ざらにあります。

　あなたが，本書で学んだ服薬ケアコミュニケーションや，服薬指導の組み立てをしっかりと実践する実力があるならば，「早くしろ」という患者さんを立ち止まらせることは，十分可能だと思います。嫌がられないように配慮しつつ，絶対にあきらめずに，与えられた30秒を使い尽くしましょう。

Q12 「自分の非言語も患者さんに伝わっている」というのは，「なるほどそうだな」と思いました。それなら，どうやって気付かれないようにすればよいか教えてください。

A まずお聞きしたいのは，なぜ「気付かれないように」しないといけないのでしょうか？　あなたの心の中にある「患者さんに気付かれてはまずいこと」は何ですか？　服薬ケアの基本姿勢として「患者さんに思いっきり関心を寄せる」ことができていれば，気付かれてはまずいことは何もないはずです。

　発想を逆にしましょう。患者さんに関心を寄せていれば，「気付かれたほうがよい」はずなのです。「気付かれないように」と思った時点で，どこか間違っていると思ってください。このように考えているということは，必然的にコミュニケーションはあまりうまくできていないはずです。ぜひ気持ちを入れ換えて，**「気付かれてもよい自分」**になるように**努力**してみてください。

Q13 自分を慕ってくれる患者さん（慕ってくれなくても，あからさまに嫌な態度をとったり，薬だけもらえればよいという態度でなければよいのですが）には，熱心になれるのですが，そうでない患者さんにはそうなれません。どうすればよいでしょうか。

A うーん。気持ちはわかります。わかりますが，これって「私はプロにはなれません」「私にはプロの実力はありません」といっているに等しいのですが，それでよいのでしょうか。もしくは「私は成長する気はありません。何も努力する気はありません」ということでしょうか。

　表面的にうまくいく（自分を受け入れてくれる）患者さんだけが相手なら，特にコミュニケーションを勉強しなくても，誰でもうまくできるのです。そうではない患者さんに対しても，プロとしてしっかり対応できるように実力をつける必要があるのだということを，まず受け入れてください。

　ただ，あなたを責める気にはなれないのです。なぜなら，そのように思っている人がたくさんいるはずだからです。きっと読者の中にも，この質問を読んで「私と同じだ」とホッとしている人がたくさんいるのではないかなと思います。ですので現状の自分を否定するのではなく，どうぞ

気持ちを入れ換えて，自分の人生を前向きに軌道修正してみてください。

　服薬ケアでは， 人の多様性を認める(p.28 4日目 –3 参照)ことを推奨しています。世の中にはいろいろな人がいるのです。何の努力もなしに気が合う人もいれば，そのままではちょっと取っつき難い人もいるのです。一見苦手な人であっても，どうぞ関心を寄せてみてください。これも「感情への着目」なんですね。自分とは全く違うその人の気持ちがほんのかけらでもわかるようになると，「へぇ，世の中にはこんな人もいるのか」と思えるようになります。そうなってくると苦手な気持ちや「この人嫌いだな」という気持ちが，不思議なことにほんのちょっとだけ小さくなってきます。このように，嫌な気持ちが小さくなっていくと，いつしか相手のことに一生懸命になっているあなたがそこにいるはずです。

　さらに，自分としては思いもよらない考え方をする人と会えたことに，感謝の気持ちが湧いてくれば， 多様性を喜ぶ境地といえます。このように多様性を喜ぶ気持ちまで持てるようになると，いろいろな人と会うのがきっと楽しくなるはずです。一足飛びには難しいかもしれませんが，まずは「多様性を認める」ことを心がけてみてください。

Q14 自分自身もそういうところがあるのですが，なんでも話せる医師と出会えると，先生に全て話して解決しているので，薬剤師に話すことはもうありません。別に薬剤師は必要ないのではないかと私自身が思っています。

A 　なるほど。私としてはとても残念ですが，考え方としてそういう人がいたからといって，それを責めることはできないですね。ただ，厳しいことをいわせてもらうならば，もし心からそう思っているならば，あなたは薬剤師の免許は返納すべきでしょう。少なくとも，薬剤師の免許を使ってお給料をもらう資格はないと思います。

　ただ，考えてみてください。本当にすべての人が医師と「なんでも話せる関係」ですか？　そういう医師と出会えた人は幸せですが，そうでない人はどうすればよいのでしょうか？

　医師とて人間です。患者さんも人間です。馬が合う人もいれば，残念ながら合わない人もいます。医療という，自分の命，自分の人生をかけている大切な場面で，「合わない先生」と出会ってしまった患者さんはどうすればよいのですか？

　あなたが仕事中に出会う患者さんの中のきっと多くの人が，残念ながら「なんでも話せる素晴らしい先生」とは出会えなかった人なのだと思うのですが，そうではありませんか？　そのような人たちにとって，薬剤師の存在は十分に価値のあるものだと私は考えますが，いかがでしょうか。

　少し「仕事」とは何かを真剣に考えることを強くお勧めします。服薬ケアには「仕事論」が含まれており，仕事とは何かというところを深く掘り下げます。仕事とは，世の中に対して価値を生み出すことです。あなたは「薬剤師は必要ない」と思いつつ，薬剤師としてどんな価値を生んでいるのでしょう？　自分が必要ないと思っていることに価値を生み出すことはできないのではないのでしょうか。さらにいうならば，仕事論の中には「薬剤師を天職と定めて努力すべし」という考えがあります。天職というのは，「まるでその仕事をするために生まれてきたような仕事」という意味です。そして， 自分の人生そのものを薬剤師という仕事にかけるくらいの努力をすれば，素晴

Q&A 実務に応用するにあたって ● 117

らしい価値を生み出せるという考え方です。これからも薬剤師を続けるおつもりならば，このあたりをしっかりと学ばれることを強くお勧めします。

Q15 先生のお話はどれも素晴らしく，ぜひ自分もそのような薬剤師になりたいと心から思います。そこで質問ですが，「患者さんに関心を寄せる」とは，具体的にどういうことなのでしょうか？　自分では当然「関心を寄せている」つもりでしたが，なんだか自分のやっていることは，足りないのではないか，もしかするとどこか間違っているのではないか，と思えてきました。教えてください。

A ありがとうございます。これまで多くの質問に対して「患者さんにもっと深く関心を寄せましょう」と答えてきましたので，やはりこの服薬ケアの基本姿勢について，きちんとお答えしなければいけませんね。

さて，まず最初はあまり難しいことを考えずに，「素直に」相手のことを考えてください。これが出発点だと思います。そして一番簡単なチェック方法は，「そのとき自分のことや，周りのことなど，今目の前にいる患者さん以外のことを考えていないかどうか」です。これが一番わかりやすいでしょう。たとえば，「今日は患者さんがたくさん来るなぁ」とか「あれ，さっきの問い合わせの返事まだかな」とか，あるいはお昼近くになったら「お腹すいたなぁ。お昼の順番まだかなぁ」とか，どんなことでも目の前の患者さん以外のことが頭をよぎったら，それは「患者さんに関心を寄せきれていない」証拠です。

次にそれに気付いたとして「いけない。いけない。目の前の患者さんに関心を寄せなければ」と思って，何を考えるかですね。そのとき，「この患者さんの今日のプロブレムは何だろう」と必死になって考えていれば，それで OK だと思います。プロブレムを探しているときに，自分のことは考えられませんから，相手のことを考えているはずです。このときに，「感情への着目」をしてみてください。「相手の気持ちはどんなだろう」「今この人は何を考えているんだろう」と，相手の気持ちに思いを馳せていけばよいと思います。

いかがですか？「そんなことやっているよ」と思っていますか？　それで OK なんです。もともと特別なことをしなければいけないわけではないのです。普通に，素直に，相手に気持ちを向ければそれでよいのです。難しいのはそれを維持することなんですね。さらにいうならば，「プロブレムを見つけるために，自分の頭をフル回転しながら考えている間も，相手に関心を寄せ続けること」が難しいのだと思います。

このとき，「感情への着目」ができて，相手の「非言語の訴え」がわかってくるならば，きっと関心は寄せられていると思います。ただ眺めていただけでは非言語はわかりません。相手の気持ちがわからなくなり，非言語の変化がわからなくなったら，「もしかして気が散っているかな？」とわが身を振り返ってみてください。これもチェックポイントの一つです。

以上を参考にしながら，思いっきり患者さんに関心を寄せてみてください。きっとできるはずです。

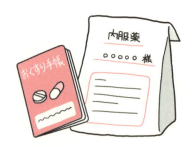
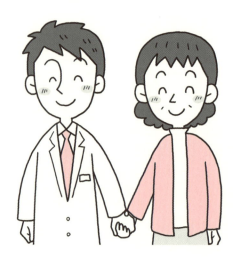

参考文献

1) 岡村祐聡. 服薬ケアの基礎. 服薬ケア研究所, 2002-2003.

2) 岡村祐聡. 薬局薬剤師の患者応対. エルゼビア・ジャパン, 2005.

3) 岡村祐聡. 薬剤師のための患者応対技術の実践法. 診断と治療社, 2007.

4) 岡村祐聡. 今度こそモノにする薬剤師の POS. エルゼビア・ジャパン, 2008.

5) 岡村祐聡. SOAP パーフェクト・トレーニング. 診断と治療社, 2010.

6) 岡村祐聡. SOAP パーフェクト・トレーニング Part2. 診断と治療社, 2015.

7) 岡村祐聡. 服薬ケアと薬識—Patient Oriented な薬物治療成功のために. 日本 POS 医療学会誌, 7(1): 121-124. 2002.

8) 岡村祐聡. 服薬ケアと薬識—Patient Oriented な薬物治療成功のために(第 2 報). 日本 POS 医療学会誌, 89(1): 86-90. 2003.

9) 岡村祐聡ら. 服薬ケアと薬識—Patient Oriented な薬物治療成功のために(第 3 報). 日本 POS 医療学会誌, 9(1): 104-107. 2004.

10) 西任暁子. 「ひらがな」で話す技術. サンマーク出版, 2012.

11) 西任暁子. 話すより 10 倍ラク！聞く会話術. ディスカヴァー・トゥエンティワン, 2015.

12) 宗像恒次. SAT カウンセリング技法. 広英社, 1997.

13) 日野原重明. POS—医療と医学教育の革新のための新しいシステム. 医学書院, 1973.

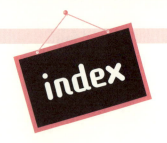

和文索引

あ
相手に心を寄せていく ……………………… 10
相手の気持ちに何らかの変化を促すことを期待する質問 ……………………… 37
相手を好きになる ……………………… 26
アウトカム ……………………… 7, 18
アウトカムに責任を持つ ……………………… 5
アセスメント ……………………… 82, 96, 99
アセスメントの根拠 ……………………… 88
アセスメント力 ……………………… 39, 71, 72
アセスメントを育てる ……………………… 72, 78
頭の中を POS にする ……………………… 75, 76, 77, 90, 95, 100
「頭の中を POS にする」グループワーク ……… 102, 112

い
言い換えの例 ……………………… 13
行き当たりばったりの質問 ……………………… 39
行き当たりばったりの指導 ……………………… 70, 71, 87, 102
医薬分業 ……………………… 18
医療におけるコミュニケーション ……………………… 6
医療目的 ……………………… 19
インフォームドコンセント ……………………… 20

う
うなずき効果 ……………………… 48, 49

お
お任せ医療 ……………………… 20
思い込み ……………………… 3, 15, 29, 30
思いつき指導 ……………………… 70, 71, 80, 88, 99, 102, 112
思いつきの質問 ……………………… 39

か
外来患者の薬物治療 ……………………… 7
会話による心の交流 ……………………… 47, 48
会話のスタート地点を揃える ……………………… 63
カウンセリング ……………………… 66
かかりつけ薬剤師 ……………………… 2, 18, 22, 71, 105
確認 ……………………… 3, 12, 14, 30, 54
確認の大切さ ……………………… 15
価値観 ……………………… 29

患者応対技術 ……………………… 2
患者さんと接する技術 ……………………… 6
患者さんに寄り添う ……………………… 21, 68
患者さんの気持ち ……………………… 25
感情の明確化 ……………………… 51, 60
感情への着目 ……………………… 3, 25, 39, 41, 57, 64, 69, 108, 110, 114, 117

き
聞き方の問題 ……………………… 15
疑義照会 ……………………… 68
技術 ……………………… 65
気付き・掘り下げ ……………………… 88
気付きポイント ……………………… 71, 72, 78, 87
気付きリスト ……………………… 95
気付く力 ……………………… 71, 95
基本姿勢 ……………………… 109, 110
気持ちの掘り下げ ……………………… 60
気持ちを聞く ……………………… 41, 57, 109
共感 ……………………… 32, 59, 107
強調 ……………………… 47, 52
強調表現 ……………………… 52
強調ポイント ……………………… 52
共鳴 ……………………… 32

く
クラスタリング ……………………… 79
クラスタリングシートによるクラスタリング練習 ……………………… 99
繰り返し ……………………… 47, 110

け
ケアの実施 ……………………… 89
傾聴 ……………………… 107
言語コミュニケーション ……………………… 32
限定質問 ……………………… 43

こ
効果の確認 ……………………… 89
行動変容 ……………………… 7, 10
行動変容へのアプローチ ……………………… 49
心のこもった言葉 ……………………… 10

心の扉を開く ……………………………… 9
コーチング ……………………………… 66
コミュニケーション ……………………… 65
コミュニケーションギャップ …………… 10

さ

先に相手のニーズを満たす ……………… 13
サマリー ………………………………… 84
算定基準 ………………………………… 23

し

自己決定による行動変容 ………………… 51
仕事論 …………………………………… 116
事実の明確化 ………………………… 51, 61
視線の強さ ……………………………… 34
質問 …………………………………… 37, 44
質問のジャブ …………………………… 87
主訴 ……………………………………… 77
常識 ……………………………………… 28
承認 ……………………………………… 62
情報 …………………………………… 20, 25
情報強者 ………………………………… 20
情報弱者 ………………………………… 20
情報の追加と確認 ……………………… 88
情報を得るための質問 ………………… 37
初回服薬指導 …………………………… 70
所見 ……………………………………… 77
自立した服薬行動 ……………………… 7
身体メッセージ ………………………… 53

す

推測する力 ……………………………… 14

せ

制度としての医薬分業 ………………… 18
説明して終わりではない ……………… 5
宣言 ……………………………………… 64
先入観 ……………………………… 3, 29, 31

そ

外堀を埋める …………………………… 44

た

たとえ話 ………………………………… 13
多様性を認める ……………………… 28, 116
多様性を喜ぶ …………………………… 116

ち

調剤報酬 ………………………………… 22
沈黙 ……………………………………… 64

つ

強い満足感 …………………………… 48, 51

て

抵抗感 …………………………………… 5
天職 ……………………………………… 116

と

動機 ……………………………………… 5
動機づけ ……………………………… 7, 41
閉じた質問 ……………………………… 42

に

日常生活 ……………………………… 7, 69
人間関係 ………………………………… 69
認識の獲得 ……………………………… 13

ね

根掘り葉掘り ………………………… 15, 114
根掘り葉掘り感 ………………………… 38

は

はずした服薬指導 … 14, 31, 70, 87, 90, 114
パターナリズム ………………………… 19
歯抜け薬歴 ……………………………… 97

ひ

非言語 ……………………… 12, 32, 41, 44, 54
非言語コミュニケーション …………… 32
非言語の訴え ……………………… 32, 89, 117
非言語表現 ……………………………… 32
ひも付きの指導 ………………………… 70
開いた質問 …………………………… 42, 57
ひらがなに置き換える ………………… 12

ふ

副次的なプロブレム …………………… 112
服薬意欲 ………………………………… 7
服薬ケア …………………………… 1, 8, 16
服薬ケアコミュニケーション ……… 1, 115
服薬ケアステップ ……………………… 87
服薬ケアの基本姿勢 … 58, 64, 107, 110, 115, 117
服薬行動 …………………… 5, 15, 16, 69
服薬行動への動機づけ ………………… 5
服薬指導 ………………… 8, 71, 75, 87, 90, 115
服薬指導の目的 ………………………… 4
ブロッキング ………………………… 29, 72
プロの仕事 …………………………… 7, 9
プロの対応 ……………………………… 26

プロブレム ……… 17, 68, 70, 71, 76, 78, 80, 82, 87, 88, 111, 117

プロブレムごと ……………………… 76, 78, 97, 100

プロブレムネーム …………………………………… 83

プロブレムの確定 …………………………………… 89

プロブレムの推定（絞り込み） …………………… 88

プロブレムリスト ………………………………… 83, 111

文化としての医薬分業 ……………………………… 18

分類とクラスタリング ……………………………… 79

ほ

褒める …………………………………………… 27, 62

褒める・認める ………………………………… 27, 62

掘り下げ ……………………………………… 51, 88, 112

み

認める …………………………………………… 27, 62

も

模擬患者 ……………………………………………… 102

や

薬剤師の役割 ………………………………………… 3

薬識 ……………………………………………… 15, 16, 69

薬識ケア ………………………………………… 15, 16

薬識のゆらぎ ………………………………………… 15

薬物治療の専門家 …………………………… 4, 67, 68

薬歴 …………………………………………………… 14

薬歴を埋めるための質問 …………………………… 38

よ

要約 …………………………………………………… 50

予測する力 …………………………………………… 72

ら

ラポール ……………………………………………… 48

り

リハーサル型のブロッキング ……………………… 31

リレーション ………………………………………… 48

ろ

ロールプレイによるメモの取り方練習 …………… 100

わ

わかりやすい言い換え ……………………………… 13

欧文・数字索引

A

A ……………………………………………………… 77

Assessment ………………………………………… 76

K

KJ 法 ………………………………………………… 100

KJ 法によるクラスタリング練習 ………………… 100

O

O ……………………………………………………… 77

O$_2$ ………………………………………………… 78

Objective Data …………………………………… 76

O 情報 ……………………………………………… 88

P

P ……………………………………………………… 77

Plan ………………………………………………… 76

Pnext ……………………………………………… 77

POMR（problem oriented medical record）…… 81

POS（problem oriented system）………… 75, 111

POS 的思考回路 …………………………… 75, 76, 99

problem oriented な思考力 ……………………… 39

P からはじまる SOAP ……………………………… 100

Q

QOL の向上 ……………………………………… 4, 19, 20

S

S ……………………………………………………… 77

S$_2$ ………………………………………………… 78

SOAP …………………………………………… 76, 88, 111

SOAP 遊び …………………………………………… 95

SOAP のバランス ………………………………… 90, 96

SOAP のバランス感覚 ……………………………… 95

SOAP 分析 …………………………………………… 76

SP（simulated patients）………………………… 102

SP 研修 ……………………………………………… 102

Subjective Data …………………………………… 76

数字

3 分と 30 秒の法則 ………………………………… 114

- **JCOPY** 〈㈳出版者著作権管理機構　委託出版物〉
  本書の無断複写は著作権法上での例外を除き禁じられています．
  複写される場合は，そのつど事前に，㈳出版者著作権管理機構
  （電話 03-3513-6969，FAX03-3513-6979，e-mail：info@jcopy.or.jp）
  の許諾を得てください．
- 本書を無断で複製（複写・スキャン・デジタルデータ化を含みます）
  する行為は，著作権法上での限られた例外（「私的使用のための複
  製」など）を除き禁じられています．大学・病院・企業などにお
  いて内部的に業務上使用する目的で上記行為を行うことも，私的
  使用には該当せず違法です．また，私的使用のためであっても，
  代行業者等の第三者に依頼して上記行為を行うことは違法です．

10日間で極意をつかむ
選ばれるかかりつけ薬剤師になる

患者応対技術と服薬ケアコミュニケーション　ISBN978-4-7878-2344-1

2018 年 4 月 18 日　初版第 1 刷発行

著　　者	岡村祐聡
発 行 者	藤実彰一
発 行 所	株式会社　診断と治療社
	〒100-0014　東京都千代田区永田町 2-14-2　山王グランドビル 4 階
	TEL：03-3580-2750（編集）　03-3580-2770（営業）
	FAX：03-3580-2776
	E-mail：hen@shindan.co.jp（編集）
	eigyobu@shindan.co.jp（営業）
	URL：http://www.shindan.co.jp/
本文イラスト	松永えりか
印刷・製本	広研印刷 株式会社

©Masatoshi OKAMURA, 2018. Printed in Japan.　　　　　　　　　　［検印省略］
乱丁・落丁の場合はお取り替えいたします．